Révélez votre
GLOW

Photographies : ©**Fanny Cortade** ;
À l'exception des photos suivantes :
p. 186, 209, 213, 221, 223, 224, 228-229, 231, 233, 236, 239,
241, 243, 244, 247, 249, 250, 253, 257, 258, 261 : ©**Myriam Gauthier-Moreau**

Illustrations : ©**Colin Person**

Maquillage : **Hannah Nathalie**

L'éditeur tient à remercier la marque Marie Sixtine pour le shooting photos,
et les marques Ernest Leoty, Jeanne Voilier, Maison Margaret, Simplement Lingerie, Venus & Gaia,
White Bird et Yasmine Eslami pour le stylisme.

Les conseils prodigués ici ne sont en aucun cas supposés se substituer aux prestations des professionnels de santé ni à des conseils médicaux. Pour toute question relative à votre santé, consultez votre médecin, notamment pour tout ce qui nécessite un diagnostic ou des soins médicaux.

©Hachette Livre (Marabout) 2019.
Aucune partie de ce livre ne peut être reproduite sous quelque forme que ce soit ou par quelque moyen électronique ou mécanique que ce soit, y compris des systèmes de stockage d'informations ou de recherche documentaire, sans autorisation écrite de l'éditeur.

CLAIRE ANDRÉEWITCH

Révélez votre GLOW

MARABOUT

SOMMAIRE

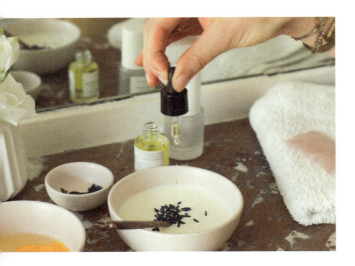

L'INNER GLOW

Constituez une assiette idéale 100% GLOW — 14
    Une assiette naturelle et équilibrée — 15
    Une assiette adaptée à vos besoins — 21

Mangez en pleine conscience — 35
    Découvrez le mindful eating — 36
    Évitez le grignotage émotionnel — 38

Retrouvez votre éclat par l'alimentation — 43
    La top list des beauty foods — 44
    Les aliments par problématiques beauté — 48

Découvrez la magie de la détox — 53
    Faites le vide avant d'ajouter du nouveau — 55
    La monodiète — 55
    Le jeûne intermittent — 57

Ritual glow — 62

Seasonal glow — 64

Interviews glow girls — 68

L'OUTER GLOW

Prenez soin de votre peau en toute simplicité — 74
    Apprenez à respecter votre peau — 75
    Les dix produits incontournables de votre salle de bains (et de votre cuisine !) — 76
    Les soins et gestes hyper glow — 80
    Les actifs clés expliqués par Tata Harper — 83

Seasonal glow — 86

Ritual glow — 90

Les glow protocoles au cas par cas — 95
    Déterminez votre type de peau — 96
    Le protocole peau normale — 98
    Le protocole peau sèche et peau déshydratée — 100
    Le protocole peau mixte et peau grasse — 102
    Le protocole peau sensible — 107
    Le protocole peau acnéique et peau à impuretés — 110

Un spa à la maison ! — 115
    Les rituels de bains « guérisseurs » — 116
    Les recettes home spa pour le visage — 122
    Les recettes home spa pour le corps — 126

Techniques naturelles pour booster la peau — 129
    L'auto-massage anti-âge — 130
    La jade-roller et le gua sha — 131
    La lumière LED — 132
    Les ventouses anti-âge — 133
    Le micro-needling — 133

Interviews glow girls — 134

L'INFINITE GLOW

Réconciliez-vous avec vous-même — 140
- Votre beauté est unique — 142
- Les rituels self-love — 142
- Déchargez vos émotions — 147

Cultivez le positive mindset — 148
- Une pratique pour nourrir votre joie — 148
- Changez l'image que vous avez de vous-même — 151

Pratiquez l'art de la méditation — 155
- Les bienfaits de la méditation sont infinis — 156
- Comment intégrer la méditation dans votre vie — 157
- Une méditation guidée pour une journée lumineuse — 160

Découvrez le yoga power — 162
- La pratique glowy par excellence — 162
- Ma série de yoga — 165

Apprenez à respirer — 168
- Les bienfaits de la respiration — 169
- La respiration abdominale — 170
- La respiration complète — 171
- La respiration alternée — 171

Et si vous écriviez tout simplement ! — 174
- La pratique de la gratitude — 175
- Créez votre propre carnet — 175

All seasons glow — 178

Ritual glow — 180

Interviews glow girls — 182

NUTRI-GLOW

Les principes de base du programme — 188
- Quelques règles pour une journée très glowy — 189
- Les gestes glow à adopter — 191

Trois semaines, trois étapes — 195
- Une semaine de préparation — 198
- Une semaine « clean » — 200
- Une semaine détox végétale — 201

Le livre de recettes nutri-glow — 204
- Les élixirs beauté — 205
- Les lattes et moon milks — 210
- Les jus et smoothies — 217
- Les happy mornings — 225
- Les glow meals — 234
- Les beauty salads — 245
- Les douceurs et les snacks — 252

Interviews glow girls — 262

Claire et moi avons en commun l'amour du « glow ».
Le glow, le vrai, celui qui vient de l'intérieur, d'une assiette bien pensée, d'un corps équilibré, d'un esprit apaisé.
Le glow, j'en ai fait une marque, Claire un livre.
J'ai rencontré Claire sur Instagram (la magie des réseaux sociaux !) alors qu'elle commençait tout juste son activité. J'ai tout de suite été attirée par la simplicité de son discours, jamais culpabilisant, toujours encourageant.
La beauté, la santé, le bonheur, l'alimentation, tout est lié, et quand on prend conscience de cela, un monde nouveau s'ouvre à nous. C'est comme ça que j'ai eu mon déclic personnel il y a quelques années, quand j'ai découvert la naturopathie, le monde merveilleux du microbiote et autres charmes secrets de l'intestin ; quand j'ai enfin compris que mes problèmes de peau ne se régleraient pas uniquement en changeant de crème, mais en changeant mes habitudes alimentaires notamment. Sans privation, juste autrement. C'est tout ce que j'aime dans l'approche de Claire et que l'on retrouve dans ce livre que vous avez entre vos mains !
J'ai lu beaucoup de livres sur le sujet, très souvent anglais ou américains, donc je suis ravie qu'un ouvrage de qualité sorte dans notre langue chérie. Entre AIME et celui-ci, le glow est désormais à la portée de toutes les Françaises !

Et, pour avoir déjà écrit un livre, je sais le travail que cela représente… donc je tiens à féliciter Claire et à la remercier d'avoir pensé à moi pour ces quelques mots d'introduction ! Sans plus attendre, je vous laisse découvrir son contenu…

Mathilde Lacombe

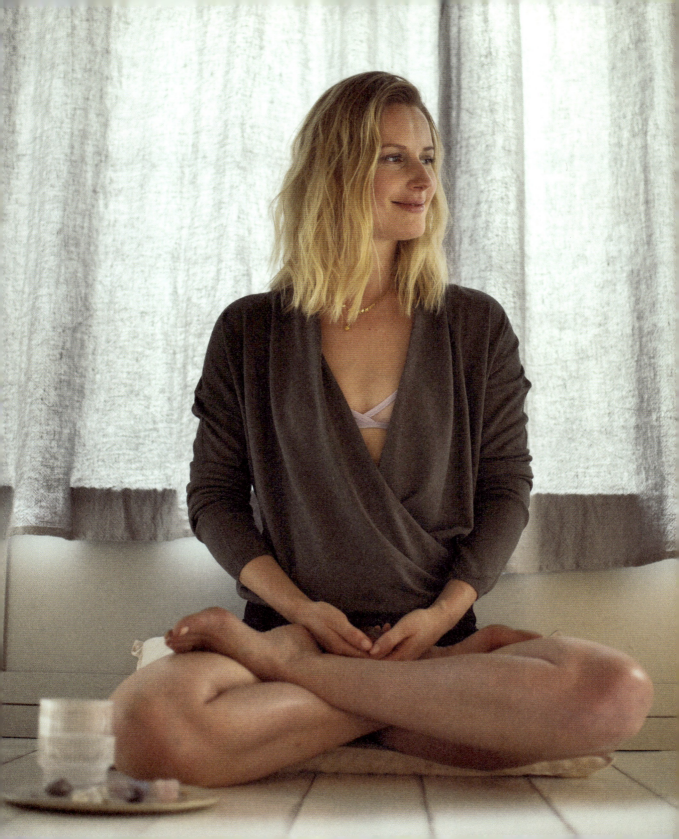

INTRODUCTION

Tout vient de l'intérieur et tout commence par vous-même. Ce que vous êtes, vous le rayonnez. Le glow, vous l'avez en vous.

Voici un manifeste holistique consacré à la beauté intérieure qui se manifeste à l'extérieur. Il ne s'agit certainement pas d'un livre sur la quête d'une beauté plastique parfaite, mais plus que toute autre chose sur le ressenti de la beauté. Notre propre beauté est l'expression de ce fameux glow…

La beauté est un voyage personnel. Mon voyage à moi a commencé en Suède. Mon père enseignait l'autohypnose et les techniques de gestion du stress, mes grands-parents étaient végétariens et ma mère aimait pimenter nos plats avec de la poudre d'ortie… Enfant, je passais mes étés dans les forêts profondes et j'ai grandi avec l'idée que nous sommes dépendants des éléments naturels pour bien vivre. J'ai appris que la nature est extraordinaire, tout comme vous. Votre corps est une magnifique construction, parfaite dans son fonctionnement, car il tend vers son équilibre à chaque instant de la vie.

La beauté de la nature nordique est une beauté sauvage qui m'inspire perpétuellement. Subtile et forte à la fois. Une beauté à couper le souffle, mais sans fard, sans masque, sans prétention. Une beauté « vraie ». John Keats disait : « La beauté est vérité, la vérité beauté. » J'aimerais aujourd'hui défendre l'idée du glow comme une beauté plus vraie, plus profonde. Ainsi, je souhaite vous apporter les clés pour accéder à l'éclat du bien-être. Le glow qui vient de l'intérieur et qui ne peut que rayonner vers l'extérieur. Dévoiler l'aura qui émane de votre alignement personnel et de votre vitalité.

Au programme, pour révéler votre glow :
— La première partie portera sur l'alimentation. C'est au cœur de ma pratique, car une alimentation « juste » pour nous peut rapidement transformer la chimie intérieure et ainsi baisser l'inflammation globale, l'acidité des tissus et réguler les hormones pour plus de vitalité et de glow global.

— Dans la deuxième partie, nous parlerons de la beauté extérieure. Je vous livrerai des soins et des gestes respectueux et efficaces pour la peau, les cheveux et les ongles. Vous trouverez des protocoles précis par type de peau, ainsi que mes meilleurs conseils pour optimiser votre rayonnement.

— La troisième partie traitera de ce que j'appelle la beauté spirituelle et des gestes qui vous amèneront plus loin dans l'optimisation du glow ! La méditation, les techniques de respiration ou encore le yoga peuvent efficacement baisser les hormones de stress et rétablir l'équilibre interne pour l'effet « no-tox » : pas de Botox dans ce livre, seulement des gestes anti-âge naturels et efficaces !

— La quatrième et dernière partie vous proposera un programme de 21 jours pour mettre tous ces conseils en pratique. Un programme accessible pour revitaliser le corps, avec des recettes simples, délicieuses et mises au point pour perfectionner le rayonnement depuis l'intérieur.

À travers ces chapitres, vous découvrirez les piliers de la santé holistique. Il s'agit notamment de l'alimentation, de l'activité physique, du repos et de l'équilibre émotionnel, qui se révèlent aussi être les piliers de la beauté holistique. L'optimisation de l'éclat réside dans la bonne synergie de ces pratiques. Avec un mode de vie holistique, vous prendrez soin de tous les aspects de votre être. Vous prendrez conscience du lien intime que vous avez avec votre environnement. Une approche qui respecte les lois de la nature et les besoins physiologiques et biologiques de l'être humain nous ramène vers l'essentiel. Or il me semble que plus que jamais, nous avons besoin de revenir vers ces essentiels pour rayonner, qu'en pensez-vous ?

Ready to glow?

GLOW MANTRA

Sometimes people are beautiful. Not in looks. Not in what they say. Just in what they are.
Markus Zusak

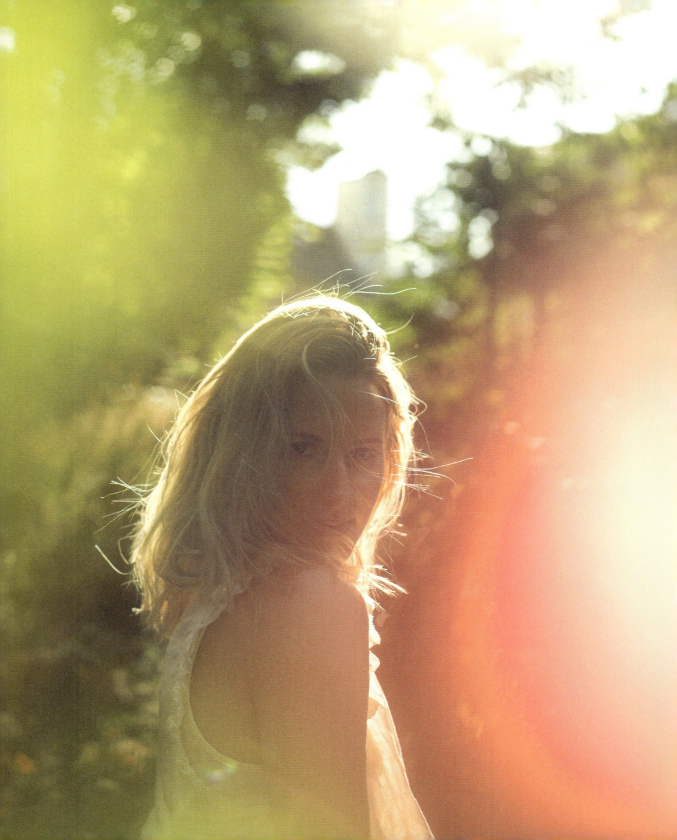

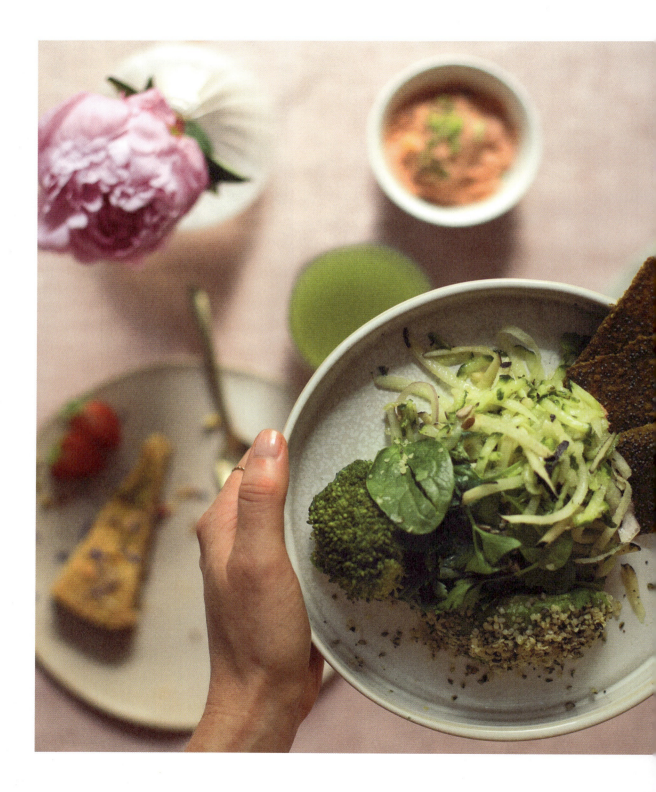

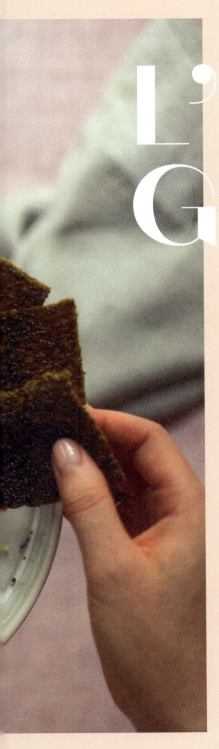

L'INNER GLOW

OU COMMENT ADOPTER UNE ALIMENTATION GLOW

Pour un beau teint glowy et une apparence qui rayonne de vitalité, une alimentation saine est in-dis-pen-sable ! En effet, les aliments ont une influence directe sur notre santé, et donc sur notre beauté, car notre aspect extérieur reflète notre état intérieur.

Il s'agit tout d'abord d'apprendre (ou de réapprendre) à manger équilibré, en composant des repas sains à partir de bons produits. Je vous rappelle ici quelques fondamentaux qui vous aideront à sélectionner les aliments en fonction de leur qualité nutritive. Mais ce qui importe plus que tout est de les choisir en fonction de vos propres besoins, et cela implique de bien vous connaître. D'autre part, pour optimiser les effets d'une alimentation glow, il faut y associer le geste : prendre le temps de manger, en conscience ! Et de temps en temps, s'offrir une petite détox…

CONSTITUEZ UNE ASSIETTE IDÉALE
100% GLOW

Qu'est-ce qu'une assiette 100 % glow ? C'est tout simplement une alimentation variée, qui privilégie les produits bruts, en respectant les saisons. Des fruits, des légumes, des céréales, des protéines, il faut de tout – mais surtout de la qualité – pour bien manger. Vous découvrirez aussi que certains aliments sont remarquables pour leur richesse nutritive. Selon vos besoins, ils sont à inscrire tout en haut de votre liste de courses !

GLOW MANTRA

Rien n'a aussi bon goût que la bonne santé.

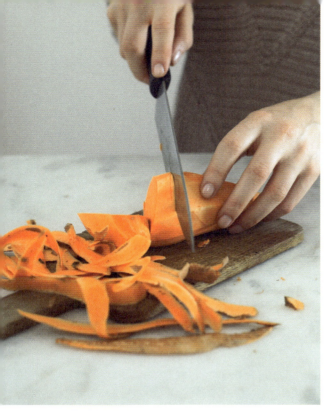

UNE ASSIETTE NATURELLE ET ÉQUILIBRÉE

Le corps est fait pour manger ce que la nature nous offre, et non des produits industriels très transformés. Chaque aliment apporte une information, or un aliment dénaturé par une haute température, des rayons de micro-ondes, dépourvu de micronutriments, etc., ne peut pas livrer une donnée compréhensible à nos cellules. En cas de doute, revenons vers notre bon sens, vers le naturel, vers ce que la nature a prévu pour nous ! La qualité de l'aliment me paraît être la priorité absolue, bien au-delà de certains détails – amandes ou noix, banane ou orange, viande ou pas viande.

D'autre part, il est essentiel d'offrir une alimentation équilibrée à notre corps. Pour cela, il s'agit de revenir aux fondamentaux. Une assiette type devrait contenir :
— au moins 50 % de légumes ;
— au maximum 25 % de céréales et/ou de féculents non raffinés ;
— 25 % de protéines de qualité ;
— 2 à 4 cuillères à soupe d'une huile de haute qualité, pour l'apport en acides gras.

/ *Des légumes de toutes les couleurs*

Frais et surgelés, avec un minimum de conserves, les légumes devraient être la base de chaque assiette. Faites le plein de légumes au moins deux fois par semaine pour toujours en avoir chez vous ! Si vous manquez de temps, consacrez un moment pour remplir votre congélateur de légumes bio, qui par la suite vous dépanneront en cas de rupture du frais.

Voici une liste non exhaustive des légumes à privilégier, et à sélectionner en fonction des saisons : **artichaut, asperge, aubergine, betterave rouge, blette, brocoli, carotte, céleri branche, céleri rave, champignon, chou-fleur, chou rouge, chou vert, chou de Bruxelles, concombre, courgette, endive, épinards, fenouil, germes de soja, haricot vert, navet, oignon, oseille, poireau, poivron, potiron, pousses de bambou, radis, salade, salsifis.**

/ De bonnes céréales et/ou des féculents non raffinés

Une bonne céréale nourrit et peut facilement se mélanger avec tout ! Gardez toujours une céréale ou une « pseudo-céréale » chez vous, comme de l'amarante, du millet, du quinoa, du riz (sauvage, noir, rouge ou complet) ou du sarrasin. Préparez-en de grandes quantités, et conservez le surplus dans une boîte hermétique en verre au réfrigérateur ou au congélateur, vous aurez ainsi des portions prêtes pour plusieurs jours.

Au rayon des féculents, pensez à la patate douce. C'est un aliment extra pour notre énergie et notre bonne mine ! J'en ai toujours chez moi dans un endroit sec et à l'abri de la lumière : ainsi conservée, elle se garde au moins une semaine. En plus, les patates douces se déclinent en plusieurs préparations, faciles et toutes aussi délicieuses les unes que les autres. Cuisinées vapeur, elles sont prêtes en peu de temps si vous les coupez en quelques rondelles épaisses. Elles peuvent se déguster nature avec un peu de sel de mer, en purée, écrasées ou en velouté. J'en ajoute souvent dans mon blender avec une carotte et un peu de lait végétal. La patate douce a un index glycémique plus bas que la pomme de terre et elle est plus intéressante nutritivement. Et si gourmande en plus, n'est-ce pas ?

> **GLOW TIP** — SI VOUS CONSOMMEZ DE LA VIANDE, CONSOMMEZ UNE VIANDE DE QUALITÉ IRRÉPROCHABLE, BIO ET D'UNE PRODUCTION RESPONSABLE ET RESPECTUEUSE.

/ Des protéines végétales plutôt qu'animales

Aujourd'hui, nous consommons des quantités trop importantes de protéines animales. Or nous ne sommes pas faits pour en manger beaucoup, et certainement pas à chaque repas, car cela ne convient tout simplement ni à notre système digestif ni à notre physiologie. Sans devenir végétariens ou végétaliens, nous avons tous intérêt à diminuer les quantités de viande, de produits laitiers, d'œufs et de poisson que nous mangeons, et à augmenter les quantités de végétaux dans nos assiettes. Une alimentation riche en nutriments essentiels, et notamment en micronutriments, comme les vitamines et les minéraux contenus dans les fruits et les légumes, et pauvre en acides gras saturés, que contiennent les produits de source animale, est une bonne recette pour garder notre corps en forme. La digestion sera meilleure, les articulations plus souples, l'énergie décuplée… La liste des bienfaits est longue.

Pour diminuer votre consommation de viande et bien équilibrer vos repas, je vous conseille de réduire progressivement les apports en protéines animales. Si, par exemple, vous en mangez à chaque repas, mangez-en seulement à un repas par jour pendant quelque temps, puis tous les deux jours, etc. Ou bien, consommez de la viande seulement le week-end, ou quand vous êtes invité chez des amis. En parallèle, n'oubliez pas de remplir votre frigo de bons aliments végétaux et amusez-vous à tester de nouvelles recettes. Inspirez-vous de beaux livres de recettes végétariennes, essayez des restaurants qui proposent des plats végétariens (il y en a de plus en plus aujourd'hui), parlez-en avec votre famille et vos amis pour découvrir cette belle cuisine ensemble ! Cette diminution de la consommation de protéines animales doit être associée à du positif. Enfin, songez à alterner les protéines. Le corps aime le changement. Reportez-vous à la liste des protéines végétales et essayez de varier vos plaisirs et votre apport en acides aminés !

Par ailleurs, les œufs bio restent une protéine animale intéressante pour ses apports nutritionnels et, pour la plupart, très digeste – si vous n'ajoutez pas de fromage. En deux minutes, vous faites une omelette ou des œufs brouillés, vous ajoutez des légumes et vous avez un repas sain et rapide. Pour les gros appétits, c'est un aliment qui cale bien aussi.

PROTÉINES ANIMALES

- Œuf
- Poisson maigre : bar, cabillaud, colin, lieu, merlu, saint-pierre, sole, truite de mer
- Petit poisson gras : hareng, maquereau, rouget, sardine
- Gros poisson gras (occasionnellement) : lotte, saumon, truite
- Viande blanche bio de bonne qualité : lapin, veau, volaille
- Viande rouge bio de bonne qualité (en petite quantité) : agneau, bœuf, mouton

PROTÉINES VÉGÉTALES

- Amandes
(30 g de protéines pour 100 g)
- Épeautre
(15 g de protéines pour 100 g)
- Fenugrec
(23 g de protéines pour 100 g)
- Graines de chanvre
(26 g de protéines pour 100 g)
- Graines de chia
(17 g de protéines pour 100 g)
- Graines de courge
(25 g de protéines pour 100 g)
- Haricots azuki
(25 g de protéines pour 100 g)
- Noix
(20 g de protéines pour 100 g)
- Pois chiches
(19 g de protéines pour 100 g)
- Quinoa
(15 g de protéines pour 100 g)
- Soja
(36 g de protéines pour 100 g)
- Spiruline
(65 g de protéines pour 100 g)
- Tempeh
(20 g de protéines pour 100 g)

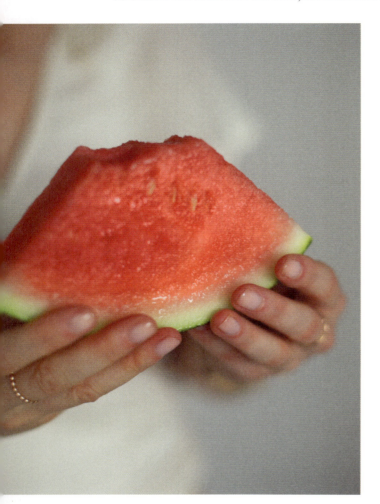

Réinventez vos omelettes pour les rendre plus healthy ! Attention : il est important de choisir des œufs bio. En effet, les œufs non bio contiennent des antibiotiques et d'autres substances nocives pour nous. De plus, ils viennent d'animaux qui n'ont eux-mêmes pas été correctement nourris et dont les œufs, par conséquent, ne pourront pas nous apporter un bon apport en nutriments.

/ Une huile de qualité pour accompagner le tout

Une bonne huile aromatisée remplacera elle aussi les condiments non appropriés (vinaigre balsamique, sel raffiné, huiles de mauvaise qualité, ketchup, etc.). Lorsque les huiles sont parfumées au basilic, à la citronnelle ou encore à l'ail, c'est sain et cela rend vos préparations délicieuses en deux secondes. Veillez juste à les choisir vierges pressées à froid avec une herbe aromatique de qualité, sans sucre et sans additif chimique, please ! Voici quelques exemples d'huiles végétales vierges pressées à froid : **caméline, argan, avocat, colza, olive, lin, noisette, noix, sésame.**

/ Les petits plus

— **LES FRUITS.** Ils sont à manger en dehors des repas, idéalement quinze à trente minutes avant ou deux heures après. Il faut éviter les fruits crus en dessert pour préserver la bonne digestion – sauf l'olive, l'avocat et la tomate qui se mangent plus facilement avec d'autres aliments.

— **LES ALGUES.** Fraîches et/ou séchées, les algues (nori, dulse, wakamé, kombu) sont toutes extraordinaires pour équilibrer le pH du corps, reminéraliser et renforcer l'organisme de façon générale, détoxifier. En version séchée, vous pouvez les saupoudrer sur les repas que vous rendez immédiatement plus sains et denses en nutriments essentiels. En version fraîche, vous pouvez les manger comme un tartare sur du pain ou en accompagnement sur une salade, sur des légumes ou sur un féculent.

> **GLOW TIP**
>
> **Pour faciliter la digestion des oléagineux, je vous conseille de les tremper dans de l'eau pour la nuit, pour une consommation le lendemain. Et bien sûr, choisissez-les toujours nature, et non grillés ou salés, pour pleinement profiter de leurs bienfaits.**

PAR QUOI JE REMPLACE ?

CRÈME FRAÎCHE	Crème végétale (amande, soja bio)
FRITES	Frites à la patate douce cuites au four avec de l'huile d'olive ou de coco
JUS DE FRUITS INDUSTRIEL	Eau aromatisée avec des fruits
MAYONNAISE	Guacamole ou houmous
PAIN BLANC	Pain au levain ou pain complet bio
PÂTES AU BLÉ	Pâtes bio sans gluten
PURÉE DE POMMES DE TERRE	Purée de chou-fleur ou de légume racine (patate douce, panais)
RIZ BLANC	Riz sauvage ou riz noir
SAUCE TOMATE TOUTE PRÊTE	Tomates fraîches finement hachées et chauffées avec des herbes
SUCRERIES (BONBONS, VIENNOISERIES)	Fruits secs (dattes, abricots et figues)

— **LES OLÉAGINEUX.** Aussi, des oléagineux de qualité accompagnent facilement n'importe quel plat et sont extrêmement denses en nutriments essentiels et en protéines. Ils sont également parfaits comme petit déjeuner light ou comme en-cas sain : voici donc une de mes armes secrètes pour éviter de mal manger en cas de fringale. Ils sont également de bons alliés pour perdre du poids. Une poignée d'amandes sur une salade ou sur un lit de légumes, avec en plus un peu de quinoa, et vous aurez un bon repas équilibré. Un filet d'huile et quelques épices et/ou herbes aromatiques et c'est parfait !

— **LES HERBES AROMATIQUES.** Fraîches ou surgelées, elles sont un cadeau de la nature. Si riches en micronutriments, elles boostent notre vitalité et notre beauté, en plus d'aromatiser nos plats. Elles donnent un délicieux parfum aux repas, ce qui évite de trop saler ou de mettre une sauce industrielle ou du fromage râpé. Gardez toujours de petites boîtes d'herbes dans votre congélateur et saupoudrez-les sur vos préparations, avec une huile de qualité que vous aimez.

— **LES LÉGUMINEUSES.** Achetez les légumineuses, comme les pois chiches, les lentilles, les haricots rouges, noirs, blancs, idéalement en version bio en bocaux en verre : vous aurez alors un aliment très complet toujours à portée de main, que vous pourrez ajouter à un légume, à une céréale ou sur une salade composée ! Même pas besoin de les chauffer, rincez-les seulement dans une passoire et c'est prêt. Les légumineuses contiennent des protéines, des glucides, des minéraux et des vitamines. C'est un aliment extra, mais n'exagérez pas sur les quantités, c'est un accompagnement, pas un plat à part entière !

> *Apprenez à faire confiance à votre corps, il vous guidera toujours mieux que votre tête.*

GLOW MANTRA

UNE ASSIETTE ADAPTÉE À VOS BESOINS

Pas évident de se repérer parmi les régimes végétarien, végane, flexitarien, paléo, cétogène, Okinawa, crétois, etc., ni de faire le tri parmi tous les conseils alimentaires, parfois contradictoires que nous recevons en permanence. Ce que nous oublions souvent, c'est que chaque organisme est différent : notre constitution, notre terrain et notre chimie interne sont différents. Le régime idéal est celui qui correspond à vos besoins physiologiques… Et même là, il ne sera pas parfait dans la durée car nous évoluons, le corps et les besoins changent !

Ainsi, pour savoir ce qui est bon pour vous, il faut commencer par bien vous connaître et faire preuve d'une adaptation personnelle et constante, d'une écoute attentive pour accompagner votre corps et le nourrir en cohérence avec ses réels besoins.

/ *Identifiez vos intolérances alimentaires*

Parfois, l'expérience sera évidente : vous mangez un kiwi et, trente minutes plus tard, vous avez des crampes, des gaz, des maux de tête ou autre. Parfois, ce sera bien plus subtil et les maux ne se manifesteront pas avant des mois voire des années d'accumulation. Le gluten par exemple, cette protéine pro-inflammatoire, peut empêcher la bonne assimilation de certains nutriments essentiels, ce qui crée des carences dans le corps, mais pas nécessairement une forte allergie. Mais qui dit carence nutritionnelle dit dysfonctionnement. Vos petits maux au quotidien pourraient être liés à une intolérance au gluten ou à un autre aliment non adapté.

Je conseille toujours de faire un test d'intolérance alimentaire pour avoir une vision plus claire et pouvoir mieux prendre soin de soi ! Et tout particulièrement si l'un ou plusieurs de ces symptômes reviennent régulièrement :

— ballonnement après les repas, ventre qui gonfle ;
— douleurs d'estomac ;
— désagréments intestinaux (diarrhée et/ou constipation, gastro-entérites) ;
— maux de tête ;
— eczéma ou démangeaisons cutanées ;
— fatigue chronique ;
— maladies récurrentes, telles que rhume, angine, rhinite, sinusite, asthme, otite, mal de gorge, toux ;
— sécheresse des yeux ;
— modification de l'humeur, voire dépression.

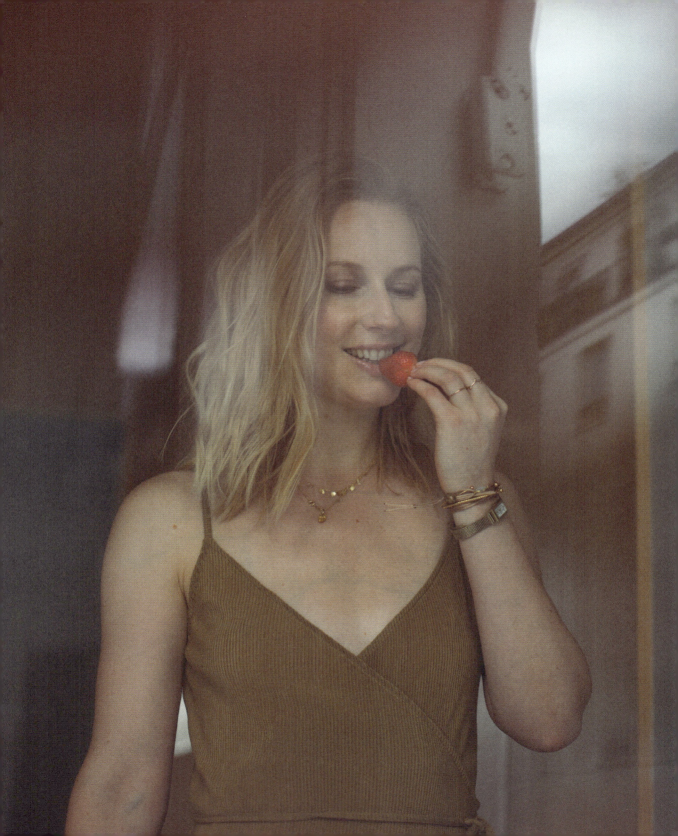

GLOW MANTRA

"*Cultiver sa beauté commence à l'intérieur et s'optimise à l'extérieur.*"

Tenir un journal alimentaire pendant un ou deux mois apporte une grande aide ! Les indications que vous donne votre corps seront toujours le meilleur guide. Vous êtes votre meilleur médecin. Notez quand ça ne va pas, et quand ça va super bien, pour mieux comprendre le lien entre votre état de bien-être et les aliments.

Pour bien adapter vos assiettes pendant cette période d'expérimentation :
— **Ne faites pas de mélanges trop complexes,** pendant quelque temps, afin de mieux pouvoir détecter les aliments qui sensibilisent. En plus, votre système digestif sera content !
— L'aliment en soi compte, **mais pensez aussi à la qualité et à la quantité !** Parfois, on pense par exemple ne pas supporter les légumineuses, alors que c'est souvent davantage lié au fait que l'on exagère sur les quantités... Les légumineuses sont des aliments complexes à digérer, donc 2 à 4 cuillères à soupe au maximum par assiette sont souvent un bon repère. En matière de qualité, entre du brocoli frais et bio et du brocoli traité avec pesticides, par exemple, la digestion peut être totalement différente. Ne condamnez donc pas totalement un aliment avant d'avoir expérimenté la qualité et la quantité !
— **Une fois que vous soupçonnez qu'un aliment ne vous correspond pas, faites une pause** en l'excluant totalement pendant quelques jours. Testez-le ensuite en toutes petites quantités, sans le mélanger avec autre chose. Attendez quelques heures pour observer d'éventuelles réactions. Si ça passe, faites un nouveau test deux ou trois jours après en augmentant la quantité. Si c'est encore bon, regardez du côté du mélange que vous avez fait précédemment : vous êtes peut-être sensible à un mélange précis, et pas du tout à l'aliment séparé.

/ *Les compléments alimentaires à privilégier*

Je ne suis certainement pas pour prendre vingt gélules par jour toute l'année, et surtout pas pour remplacer une bonne alimentation générale ! Rien ne peut se substituer à des repas sains : le corps est fait pour puiser des nutriments dans de vrais aliments. Néanmoins, je suis pour la complémentation pour optimiser sa santé et sa beauté. Et cela pour deux raisons principales.
Combien d'entre nous mangent sainement tous les jours à chaque repas ? Avec notre mode de vie actuel, nous avons rarement la possibilité (le temps ou même l'envie) de préparer des assiettes parfaitement équilibrées et adaptées à nous. Et, chaque fois que nous mangeons des choses acidifiantes et pro-inflammatoires (viennoiseries, coca, viande de mauvaise qualité, biscuits industriels, alcool, etc.), notre corps puise dans les réserves de minéraux pour lutter contre « l'attaque » d'acidité.

Et même si nous mangeons des légumes et des super-aliments toute la journée, est-ce que leur qualité est bonne ? Les sols sont tellement appauvris aujourd'hui par les méthodes d'agriculture intensive que les aliments ne contiennent plus autant de nutriments qu'il y a seulement cinquante ou soixante ans. Il y a moins de calcium dans le brocoli, moins de vitamine C dans les pommes et moins de vitamine A dans les oranges. Sans oublier un autre facteur qui joue sur l'apport moins important en micronutriments : les fruits et les légumes sont souvent cueillis avant maturation pour pouvoir voyager à l'autre bout du monde sans pourrir.

Bien qu'il n'existe pas de pilule magique pour estomper les rides ou effacer des taches du jour au lendemain, certains compléments boosteront votre bien-être intérieur et votre glow extérieur :

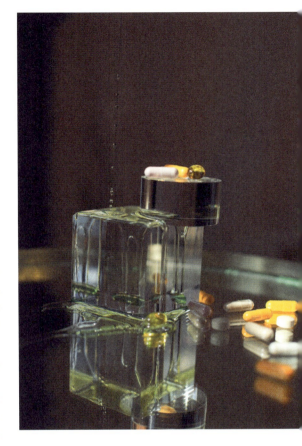

— **L'OMÉGA-3.** Il favorise la bonne hydratation et la nutrition de l'épiderme depuis l'intérieur. Cet acide gras essentiel rend ainsi la peau plus résistante aux agressions extérieures, comme le soleil. De plus, il est indispensable pour la santé hormonale, nerveuse, cardiovasculaire, ainsi que pour l'équilibre général. Pensez aux aliments comme l'huile de lin, de colza, de noix, les poissons gras, les graines de chia, ou encore le chanvre oléagineux. Ceci dit, l'apport par l'alimentation n'est pas suffisant pour avoir un taux optimal : c'est le complément alimentaire que je prends pratiquement en continu, tout au long de l'année.

— **LES PROBIOTIQUES.** Ils sont des micro-organismes bénéfiques pour notre vitalité et notre bonne santé intestinale. Même s'ils ne peuvent en aucun cas « guérir » une flore intestinale fortement perturbée, ils peuvent rendre service à une flore transitoirement malmenée et aider lors d'un rééquilibrage général (alimentaire, hygiène de vie). L'idéal est d'en prendre par cure une fois l'intestin un peu assaini et de les avaler à jeun. Leur qualité est bien sûr essentielle : il faut au moins dix milliards de bactéries vivantes par prise pour un effet bénéfique.

Privilégiez les produits en capsules entérosolubles pour éviter que l'acidité de l'estomac n'en tue une très large majorité.

LES ALIMENTS LACTOFERMENTÉS

La fermentation lactique, aussi appelée lactofermentation, est un mode de fermentation qui permet la production d'acide lactique en présence de glucides et de bactéries spécifiques. C'est un des plus anciens moyens de conserver ses aliments.

Mais la conservation n'est pas le seul avantage de ce procédé magique. Cet apport en pré- et en probiotiques naturels est essentiel pour notre microbiote, qui subit les conséquences de nos modes de vie actuels, alliant stress et alimentation déséquilibrée. La fermentation à l'abri de l'air (le plus souvent dans un bocal) favorise le développement de bactéries bénéfiques pour les bactéries de nos intestins.

En fournissant régulièrement à notre flore de « bonnes » bactéries, nous encourageons un bon équilibre à l'origine d'une meilleure absorption et d'une meilleure élimination des aliments. Ce rééquilibrage permettra donc une véritable régénération de la flore et un renforcement du système immunitaire.

Par ailleurs, l'absence de cuisson permet d'éviter toute dégradation des vitamines, des enzymes et des minéraux, pour un meilleur apport d'énergie.

— **LE CURCUMA.** Utilisé depuis des millénaires dans la médecine ayurvédique, il est le plus puissant des anti-inflammatoires et agit comme tonique général pour tout l'organisme. Cette épice est très importante pour limiter le vieillissement de la peau, dans la mesure où elle lutte contre l'oxydation des cellules, laquelle agit sous l'effet de facteurs aussi variés que : une forte exposition au soleil, le stress, la pollution, la mauvaise alimentation, etc. De plus, le curcuma est utilisé contre les affections de la peau, des yeux, pour ouvrir l'appétit, soigner le foie et les reins, et contre les maux digestifs. Il aide aussi à baisser le mauvais cholestérol. C'est un véritable super-aliment, que j'affectionne tout particulièrement dans mes préparations culinaires, associé à un peu de poivre noir et de matière grasse, et légèrement chauffé pour rendre active la curcumine. C'est également un complément que je conseille régulièrement aux diabétiques ou prédiabétiques, car il aide à réguler la glycémie. En complémentation, je recommande de faire de temps en temps une cure d'un à trois mois.

— **LE COLLAGÈNE MARIN.** C'est la protéine la plus abondante dans l'ensemble des structures du corps : la peau, les os, les cartilages, les tendons, les muscles, les parois des veines. Il constitue la matrice des cellules et représente 30 à 35 % des protéines totales de l'organisme. C'est dans la peau qu'on le retrouve en plus grande quantité. Sous l'effet du vieillissement, la quantité de collagène présente dans le corps et les tissus diminue progressivement, entraînant une perte d'hydratation et un amincissement de la peau. Extrait des protéines présentes dans la peau des poissons d'eau de mer, et plus précisément dans celle du saumon et celle de la morue, le collagène marin présente une composition en acides aminés proche de celle du collagène humain et offre de nombreux bienfaits pour la peau. Vers la trentaine, l'organisme produit de moins en moins de collagène, au détriment de la peau qui perd en fermeté et en élasticité. Puis le processus s'amplifie,

KÉFIR AUX FRUITS

- **2 LITRES D'EAU DE SOURCE**
- **3 C. À S. DE SUCRE DE CANNE COMPLET**
- **4 C. À S. DE GRAINES DE KÉFIR**
- **2 FIGUES SÈCHES**
- **½ CITRON BIO**

1 — Versez l'eau et le sucre dans le bocal et mélangez jusqu'à la complète dissolution du sucre.

2 — Ajoutez les graines de kéfir, les figues et le citron. Fermez le bocal avec un élastique ou un linge.

3 — Une fois les figues remontées à la surface, en général 1 ou 2 jours après, filtrez le kéfir : pressez le citron pour en garder le jus, jetez le reste du citron et les figues, puis versez le contenu du bocal à travers un filtre placé sur un bocal en verre.

4 — Placez les grains de kéfir dans un tamis, puis rincez-les à l'eau froide.

5 — Versez la boisson dans une bouteille à l'aide d'un entonnoir. Fermez la bouteille et conservez-la une demi-journée à température ambiante (ou 3 jours au réfrigérateur).

notamment vers la cinquantaine, où la production de collagène peut diminuer de près de 25 %, voire de plus de 40 % vers les 70 ans. Ce complément est donc un bon allié anti-âge aidant à lisser les rides et les ridules, il œuvre à la beauté de la peau en la rendant plus tonique et plus ferme, revitalisée.

— **LA VITAMINE D2 ET D3.** Avec l'oméga-3, c'est le deuxième complément alimentaire que je prends pratiquement en continu – sauf en été, quand je sais que je serai suffisamment exposée au soleil. On estime que près de la moitié de la population mondiale a une carence en vitamine D, ce qui a de graves conséquences sur notre équilibre global ! La vitamine D est importante pour de très nombreuses raisons ! Elle aide par exemple l'intestin à absorber les nutriments, le calcium et le phosphore. Elle assure ainsi des os solides et un système immunitaire sain. La vitamine D est en réalité une hormone. Elle est la seule vitamine produite par le corps, lors d'une exposition au soleil. Quand votre corps ne peut pas en produire assez pour répondre à vos besoins, il faut absolument en obtenir par d'autres sources, comme les aliments riches en vitamine D, mais aussi par des compléments, car l'alimentation n'est pas une source suffisante.

CAROTTES LACTOFERMENTÉES

- DES CAROTTES
- DE L'EAU DE SOURCE
- DU SEL DE MER OU HIMALAYA

1 — Coupez les carottes en fines lamelles. Mélangez-les au sel, puis laissez reposer pendant 1 heure.

2 — Mettez le mélange dans un bocal en tassant au maximum. Rajoutez l'eau en laissant un espace vide entre l'eau et le haut du bocal. Fermez le bocal hermétiquement avec un couvercle.

3 — Rangez-le à température ambiante et à l'abri de la lumière pendant 7 jours, puis dans un local frais pendant 2 à 3 semaines. Ensuite, c'est prêt à la consommation.

— **L'ACIDE HYALURONIQUE.** Il ne s'agit pas seulement d'un actif dans nos crèmes de beauté : présent dans nos yeux, nos os, nos articulations, c'est l'un des constituants principaux du derme et de l'épiderme. Il est incontournable pour une peau en pleine santé. Quand on vieillit, la quantité d'acide hyaluronique présente diminue dans le corps et dans la peau. La peau paraît naturellement moins bien hydratée, devient moins élastique, et les ridules s'accentuent. Cet acide joue également un rôle important dans la cicatrisation de la peau et dans la protection contre les UV, grâce à ses actions antioxydantes. Dès l'âge de 30 ans, on peut faire des cures de trois mois à renouveler et à rendre plus fréquentes dès 50 ans.

— **DES POLYPHÉNOLS.** Ils comptent parmi les vecteurs les plus puissants contre le vieillissement prématuré et la lutte contre les radicaux libres et le stress oxydatif. Vous les trouverez naturellement dans de nombreux produits (voir tableau p. 34), dont le vin. Mais cela ne veut pas dire que vous donnerez un bon boost d'éclat à votre peau avec chaque verre !

— **LES OLIGOÉLÉMENTS.** Ils permettent, en cure, d'équilibrer la peau depuis l'intérieur et peuvent s'intégrer à vos protocoles extérieurs de soins. Le cuivre (pour la synthèse du collagène et son effet protecteur), le sélénium (pour ses effets antioxydants protecteurs) et le zinc (pour baisser l'inflammation, cicatriser, aider à la synthèse du collagène) sont particulièrement précieux et composent le trio « oligo-stars » pour la bonne mine.

— **LA BARDANE.** Elle est connue pour ses propriétés anti-inflammatoires et antioxydantes. Cette plante extraordinaire est aussi précieuse pour apaiser les démangeaisons de la peau et l'inflammation générale. C'est un élixir réputé, notamment pour la peau à imperfections, car il régule la sécrétion de sébum. La bardane aide à purifier l'organisme depuis l'intérieur, elle est détoxifiante et stimule le processus éliminatoire du foie et des reins, pour remédier et prévenir les affections de la peau. Elle peut aussi calmer une indigestion et des douleurs intestinales. On peut faire une cure avec des gélules, mais aussi boire des tisanes ou des décoctions.

— **LA VITAMINE C.** Elle stimule la synthèse de collagène pour préserver la fermeté et l'élasticité de la peau. En synergie avec de la vitamine E, c'est un extraordinaire allié anti-âge qui améliore le grain de la peau, aide à réparer la peau après l'exposition aux UV et à « illuminer » la peau depuis l'intérieur (et l'extérieur !). Elle est également indispensable pour fortifier les défenses immunitaires et le système nerveux.

— **LES VITAMINES B.** Elles sont indispensables pour la bonne énergie, la santé du système nerveux, du métabolisme, de nos muscles, de notre peau et de nos cheveux. De plus, notre peau se régénère constamment et les vitamines B favorisent un renouvellement cellulaire plus rapide et sain. Vous savez à quel point j'aime les synergies ! Une synergie de pratiques ou d'actifs représente une optimisation, et cela vaut également ici : toutes les huit vitamines B sont nécessaires à presque tous les processus de notre corps !

— **LE MAGNÉSIUM.** Il est un minéral nécessaire aux enzymes qui gèrent la réparation et la réplication de l'ADN. Vous avez peut-être déjà constaté un lien entre l'apparition d'acné et une période stressante ? C'est une réaction courante, car l'état de stress chronique favorise l'accumulation des hormones de stress et, par la suite, la peau s'encrasse de déchets métaboliques et de sébum. Avec un apport supplémentaire en magnésium, votre corps peut mieux gérer l'anxiété et le stress, et ainsi baisser l'inflammation. Les personnes ayant une peau très sensible ou une tendance à l'inflammation ont également tout intérêt à faire des cures régulières (un à deux mois de cure par exemple, à renouveler quelques fois par an).

— **LE GALLATE D'ÉPIGALLOCATÉCHINE.** L'EGCG fait du thé vert un allié beauté. C'est la molécule active responsable de la plupart de ses effets bénéfiques. Antioxydant, lipolytique (décomposition des corps gras lors de la digestion), réparateur pour la peau et anti-âge, l'EGCG est souvent utilisé en tant que principe actif dans les crèmes anti-âge, anticellulite, raffermissement et en soin pour le contour des yeux. Cet actif fait de plus en plus partie de compléments alimentaires « beauté » aujourd'hui, mais les experts ne sont pas encore tous d'accord sur les dosages. Peut-être qu'il vaut mieux se contenter de bons thés verts et de matcha latte en attendant !

/ *Des superfoods aux super-pouvoirs*

Selon vos besoins, vous pouvez aussi vous orienter vers les *superfoods*. Ce sont des aliments (principalement des fruits, des légumes, des algues, des plantes) dont les propriétés nutritives sont particulièrement intéressantes.

— **ASHWAGANDHA.** En Inde, l'ashwagandha est également connue sous le nom de « force de l'étalon », car elle était traditionnellement utilisée pour renforcer le système immunitaire après une maladie, par exemple. Cette plante adaptogène apporte de nombreux bienfaits pour notre vitalité, elle aide à réguler le cortisol. L'ashwagandha est extra pour apaiser un état dépressif, améliorer le sommeil, apaiser la fatigue nerveuse et ralentir le vieillissement cérébral.

— **AÇAÏ.** Cette baie est utilisée depuis des décennies par les tribus de la forêt amazonienne pour booster leur système immunitaire et prévenir certaines maladies. Les Brésiliennes en mangent pour favoriser la bonne santé de leur peau et pour leurs vertus anti-âge. Elles sont en effet denses en micronutriments comme les vitamines C, A, B1, B2, B3, E, le magnésium, le calcium, le cuivre et le zinc. L'açaï est aussi fortement antioxydant, pour lutter contre les radicaux libres. C'est également une bonne source de fibres et d'acides gras essentiels. Cette baie est notamment utilisée pour soigner des problèmes de santé comme l'arthrite, le cholestérol, les problèmes de peau, et elle aurait un effet détox et minceur. Ajoutez la poudre dans votre smoothie, par exemple – la belle couleur mauve rend votre petit déjeuner beau et appétissant.

— **ALOE VERA.** Une autre plante extraordinaire que je recommande souvent dans mes protocoles. L'aloe vera entretient le corps de l'intérieur, notamment en nettoyant le système digestif et les voies urinaires, c'est un puissant anti-inflammatoire. L'utilisation régulière favorise la stimulation des défenses naturelles et le bien-être intestinal. Cette plante est cicatrisante et facilite la régénération cellulaire. Elle est ainsi conseillée en cas de prurit, d'eczéma, de petites coupures, d'irritations, de boutons de fièvre, de piqûres d'insecte, de pellicules, de cheveux abîmés, de chute de cheveux, d'acné, de cellulite, etc. C'est la plante à utiliser en interne et en externe.

L'AVOCAT, UN SUPERALIMENT

ZOOM

L'avocat est un des aliments les plus complets que vous pourrez trouver. En plus, c'est le fruit qui se marie parfaitement avec n'importe quel autre aliment. Avec lui, vous aurez un véritable boost en micronutriments, un aliment anti-grignotage parfait et un allié minceur, car les bons acides gras qu'il contient aident à nous caler et à maintenir un index glycémique stable. Grâce à ses acides aminés, il peut parfaitement remplacer une protéine sur votre assiette pour un repas express et équilibré.

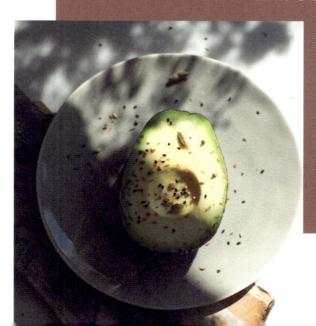

— **CACAO CRU.** Le cacao cru, riche en nutriments, est un précieux super-aliment pour le corps et l'esprit, plein à craquer d'antioxydants (il en contient beaucoup plus que les myrtilles, le thé vert ou le vin rouge, par exemple). Mais on parle bien du cacao dans sa forme brute, car en version tablette de chocolat, on constate une perte de nutriments considérable. Le cru reste la meilleure option. Sinon, en règle générale, plus votre chocolat est amer, plus il contient des antioxydants. Le cacao stimule aussi la bonne humeur, en boostant la sécrétion de sérotonine, notre hormone du bonheur, du bien-être et de la satiété, qui nous aide aussi à réguler le stress et l'équilibre émotionnel.

— **CAMU-CAMU.** C'est un petit fruit rouge orangé, de taille similaire à celle d'une grosse cerise, au goût acidulé, qui vient surtout d'Amérique du Sud. Le camu-camu contient des quantités très élevées de vitamine C, un anti-inflammatoire et stimulant immunitaire important qui est utilisé par le corps pour cicatriser les tissus, réparer et maintenir la santé des os et des dents. C'est le booster « peau neuve » par excellence qui favorise le renouvellement cellulaire et la production de collagène.

— **CAROUBE.** La caroube ressemble au cacao, mais a une saveur plus douce. Elle est connue pour être très digeste, elle a un vrai effet apaisant sur le système digestif et aide à équilibrer les troubles intestinaux. Elle est aussi pleine de minéraux essentiels comme le calcium, le cuivre, le manganèse et le potassium, et contient des antioxydants puissants – les polyphénols – qui aident à lutter contre les radicaux libres et l'accumulation des toxines. Ce super-aliment a des vertus antibactériennes, antivirales et antiseptiques, et il se consomme comme le cacao : dans vos recettes sucrées, le smoothie du matin, le chocolat chaud, etc.

— **CHAGA.** Ce super-aliment est appelé le champignon de l'immortalité ! Il est particulièrement riche en polyphénols qui aident à combattre les radicaux libres et ainsi à ralentir le processus de vieillissement prématuré de la peau. Ces nutriments sont également connus pour aider à protéger les cellules du foie. Soutenir le foie est essentiel dans la lutte contre l'inflammation, car c'est là que nous filtrons les toxines et décomposons nos hormones.

— **GUARANA.** Le guarana est un tonique naturel qui favorise la force, l'endurance, la concentration, l'énergie – c'est un vrai aliment anti-fatigue qui remplace votre café avec une action stimulante plus douce (action plus stable dans le temps). Il renforce le système immunitaire, et il est considéré comme un coupe-faim qui simultanément lutte contre les troubles digestifs du type ballonnements (surtout en association avec le curcuma). Vous pouvez en mettre dans une compote ou un smoothie ou un latte végétal le matin, par exemple.

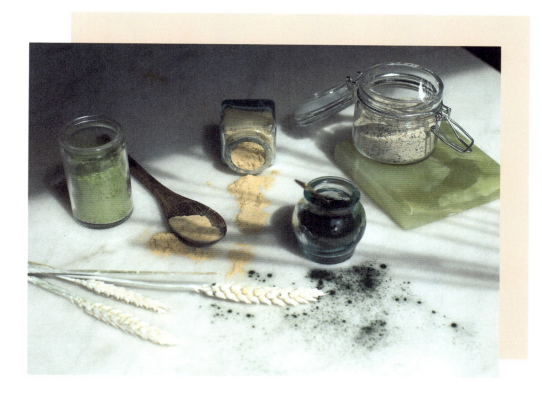

— **MACA.** La maca est une plante adaptogène et aphrodisiaque naturelle. Elle tonifie l'organisme et booste les défenses immunitaires, et c'est surtout une plante très précieuse pour l'équilibre hormonal ! Elle a notamment la capacité de stimuler la fertilité (chez la femme et chez l'homme) et de soulager les symptômes de ménopause et prémenstruels. Dense en nutriments comme le calcium, le potassium, le fer, l'iode, le zinc, les vitamines C et B, elle aide à lutter contre la fatigue, l'anémie, soulage par exemple en cas de douleurs articulaires et de constipation. Les adaptogènes ont cette « magie » d'agir selon nos besoins, ce sont des équilibrants généraux, la maca peut alors être intéressante aussi pour équilibrer le système nerveux et agir contre le stress.

— **MATCHA.** Le matcha est du thé vert où l'intégralité des feuilles ont été finement moulues. Avec cette poudre verte, on prépare par exemple de délicieuses boissons ou des snacks aux forts pouvoirs antioxydants, détoxifiants et énergisants. Cette poudre verte intense est un excellent allié glow pour de multiples raisons : le matcha aide à augmenter le métabolisme et brûle des calories, apporte des fibres, de la chlorophylle et des nutriments essentiels (de la vitamine C, du sélénium, du chrome, du zinc et du magnésium, par exemple), booste le système immunitaire, aide à lutter contre le mauvais cholestérol et à favoriser une glycémie stable… Remplacez votre café par un matcha latte, c'est extra pour garder la concentration au top.

— **ORTIE.** Votre nouvelle plante préférée pour reminéraliser l'organisme, et embellir la peau, les cheveux et les ongles. Ce cadeau de la nature est également alcalinisant et très nourrissant. En effet, l'ortie contient tout ce dont on a besoin, c'est une véritable bombe nutritive riche en micronutriments comme la vitamine C, le fer, le calcium et les protéines végétales. De plus, l'ortie aide à lutter contre le stress et l'anxiété. Je mélange souvent une cuillère à café d'ortie dans mon smoothie le matin et/ou dans l'après-midi. Je fais des cures de un à trois mois deux fois par an environ.

— **POLLEN FRAIS.** Ces petites pelotes jaunes apporteront de l'éclat à votre peau et renforceront vos cheveux et ongles. Le pollen frais est un aliment très antioxydant (dans le top des aliments antioxydants !), reminéralisant, tonifiant, rééquilibrant, désintoxiquant. Conseillé en cas de fatigue passagère et chronique, d'anémie, de colites, de constipation et autres maux liés au système digestif, d'anxiété et d'insomnie, pour la croissance, de manque d'appétit, etc. Un aliment très complet si on le consomme frais. La version sèche n'apporte pas autant de bienfaits.

— **SPIRULINE.** Le top des *superfoods* ! Il contient fer, protéines, vitamines et minéraux. Un très bon complément pour les végétariens, végétaliens et femmes enceintes notamment afin de lutter contre l'anémie. Cette algue purifie l'organisme et renforce le système immunitaire. La spiruline est aussi un coupe-faim naturel et un allié minceur. Elle se consomme de préférence le matin ou au milieu de la journée. Comme c'est un stimulant naturel, on évite d'en prendre après 16 h pour ne pas perturber le sommeil. Une cuillère à café de poudre le matin dans un smoothie ou une compote est parfaite pour booster l'énergie.

Mangez

Pour favoriser une bonne énergie, un système endocrinien en équilibre, la régulation de notre poids, une belle peau et une bonne humeur, il est indispensable de veiller à soulager la digestion. Laissons régulièrement le *mindful eating* faire partie de la solution ! Le fait de prendre ses repas en pleine conscience dans un état de tranquillité est un geste efficace et très agréable à pratiquer...

GLOW MANTRA

Il faut manger pour vivre, et non pas vivre pour manger.
Socrate

DÉCOUVREZ LE MINDFUL EATING

La pratique de la pleine conscience n'est pas seulement une pratique spirituelle, mais une pratique fondée sur la science, pertinente et utile pour nous tous. Pratiquer une alimentation consciente signifie simplement être présent lorsque l'on mange : y prêter attention et en être conscient.

Et si, pendant quelque temps, vous ne vous concentriez que sur ce geste puissant, « manger », sans vous prendre la tête avec le type d'aliments qui compose votre assiette ? Concentrez-vous sur le « comment » plutôt que le « quoi », pour permettre à votre cerveau d'intégrer une nouvelle habitude sans trop de distractions ni de règles ! Je peux vous dire que ce geste change tout pour votre bien-être et que, parfois, il vaut même mieux manger des frites en étant mindful et tranquille qu'avaler un buddha bowl parfaitement équilibré, mais rapidement et dans le stress…

Voici comment procéder pour un repas mindful. D'abord, commencez par examiner de près ce que vous allez manger. Prenez note des textures, des formes et des couleurs, puis remarquez les odeurs. Ensuite, lorsque vous prenez une bouchée, notez la température, la texture et tous les goûts. Soyez conscient de la sensation de la nourriture sur votre fourchette ou dans votre main, puis de la sensation dans votre bouche. Remarquez comment votre bouche et vos lèvres bougent, comment vous mâchez et comment vous respirez en même temps. Quelles sensations évoquent ces aliments

> **GLOW TIP**
>
> Il est normal, au début, de ne pas se sentir tout à fait à l'aise. Le cerveau a besoin de temps pour qu'une nouvelle habitude soit intégrée, alors la patience et la pratique régulière seront vos alliées. Testez le mindful eating une fois par jour pendant quelques jours, ajoutez ensuite un deuxième repas ou un snack, etc. Pratiquons le fait d'être présents dans notre vie pour ne pas être les esclaves de nos émotions et de nos compulsions alimentaires.

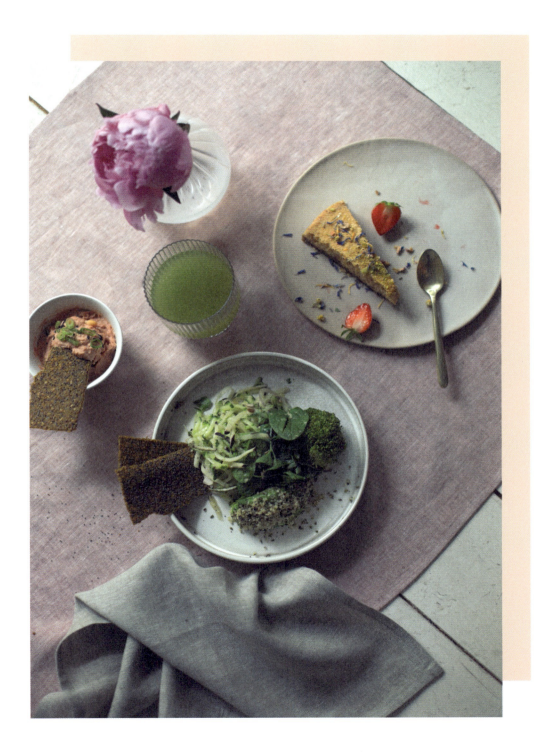

en vous ? Prenez votre temps, mâchez lentement et appréciez le fait de pouvoir vous nourrir !

ÉVITEZ LE GRIGNOTAGE ÉMOTIONNEL

Vous avez dit « grignotage » ? Une petite douceur dans l'après-midi, et puis une autre un peu plus tard, et encore quelques gâteaux engloutis peu après… Ces compulsions sucrées et/ou salées qui nous font du « bien » sur le moment, mais qui finalement dérèglent le poids, la digestion et bien plus, peuvent réellement nous gâcher la vie !

/ *D'où vient cette constante envie de grignoter ?*

C'est surtout une question émotionnelle. En cas de stress, de tristesse, de colère ou de frustration, notre envie de calmer ces émotions peut monter rapidement. La nourriture, c'est un quick-fix, la solution facile pour faire monter les hormones de plaisir comme la sérotonine et la dopamine, mais les effets sont trompeurs. On grignote littéralement pour combler un manque, un vide, mais rarement pour répondre à un réel besoin de se nourrir. C'est curieux, d'ailleurs, de manger pour d'autres raisons que pour apporter du carburant à son corps. Aucun animal dans la nature, à part les humains, ne se nourrit parce qu'il est heureux, parce qu'il fête un événement, ou parce qu'il est triste ou stressé.

Les émotions négatives, en particulier, ont tendance à nous faire manger, et le problème est que c'est devenu un réflexe bien ancré en nous, à force d'écouter et de suivre aveuglément nos compulsions. Le « hors contrôle » nous rend en réalité encore plus anxieux, stressés et colériques, même si, sur le coup, un morceau de chocolat a un effet sédatif. Et bien évidemment, cela conduit souvent à du surpoids et/ou à l'accumulation de toxines.

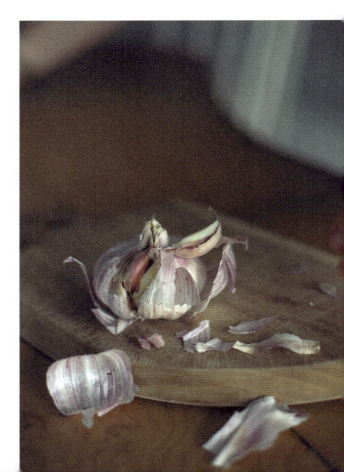

Ne mésinterprétez pas mon propos. Bien sûr, on se fait aussi plaisir avec la nourriture, dont l'aspect sociétal et culturel est important. Cela fait d'ailleurs partie des moments joyeux à partager, et je suis la première à adorer les sorties resto avec mes proches pour profiter ensemble autour de bons mezzes. Mais c'est un problème physiologique à partir du moment où l'alimentation émotionnelle devient la norme et non plus une exception. Il n'y a rien de plaisant à se jeter sur des brioches pour calmer un coup de blues pour, en plus, basculer dans la culpabilisation cinq minutes après.

/ *Quelques conseils pour mieux gérer l'alimentation émotionnelle*

— **La pratique de la pleine conscience** est le geste indispensable pour faire de meilleurs choix. Quand nous sommes pleinement présents à ce que nous faisons ou pensons (nous observons nos pensées pour nous détacher d'elles), nous avons le choix d'agir de telle ou telle façon ; de grignoter ou non ; d'aller parler avec un collègue plutôt que d'aller prendre une barre chocolatée, etc. Pratiquons le fait d'être présents dans notre vie pour ne pas être les esclaves de nos émotions et de nos compulsions alimentaires.
— **La respiration** aide énormément pour commencer à s'approprier l'instant présent et pour calmer ses envies. Se concentrer sur une respiration abdominale et apaisée, par exemple, aura tout de suite pour effet de calmer le mental et le tourbillon émotionnel.
— **La méditation,** alliée à la respiration, est une technique très puissante et très simple. S'arrêter quelques instants et prendre une petite pause pour observer sa respiration, tout simplement, fait un bien fou. Observer ce qui est, sans jugements. Quelques minutes seulement aideront à remonter le taux de sérotonine.
— **La bonne santé intestinale** permet aussi de booster son taux de sérotonine pour calmer l'envie de grignoter. Pour équilibrer la flore intestinale, il faut penser aux prébiotiques, qui favorisent la croissance ou l'activité des bonnes bactéries dans l'intestin ; ainsi qu'aux probiotiques qui sont des micro-organismes bénéfiques pour la vitalité et la santé intestinale.

> **GLOW TIP**
> **Faites attention ! Apparemment, les femmes seraient plus susceptibles de combler leurs manques émotionnels par la nourriture. Et les aliments auxquels elles succombent le plus sont le chocolat, le sucre et les glucides en général, mais aussi le fromage.**

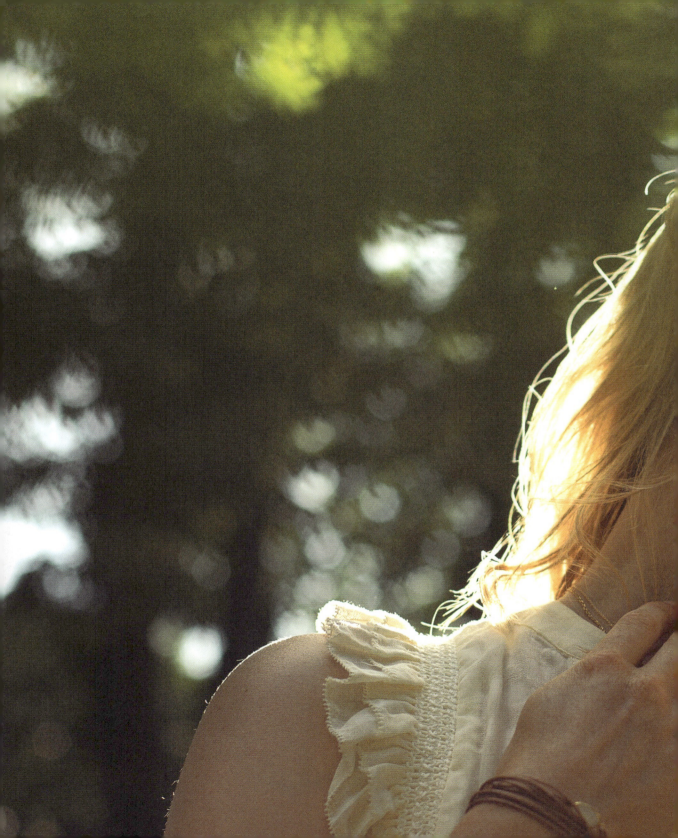

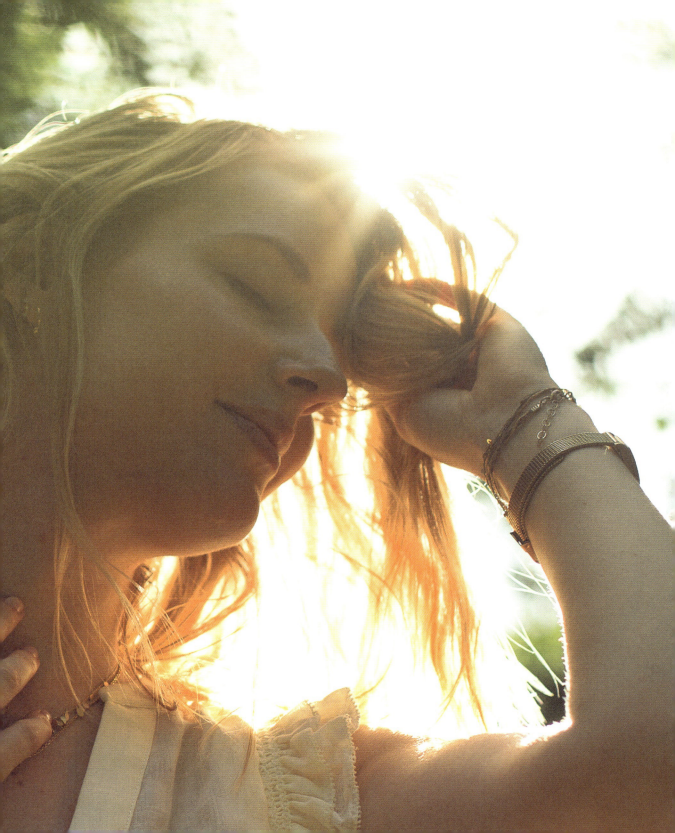

— **La distraction** permet aussi d'éviter de grignoter. Essayez de faire autre chose dès que l'envie vous prend. On parle avec un ami, un membre de la famille ou une personne de confiance. On fait un tour dehors. On fait quelques exercices de respiration, de yoga, etc.
— **Se faire des rappels** pour rester focus : placer des mots de motivation ou un mantra personnel dans la cuisine est une petite astuce qui marche bien ! Si je sais par exemple que l'envie est émotionnelle et que la cause principale en est l'angoisse, je peux écrire sur un papier des mots comme : « Je peux retrouver mon calme, je suis en harmonie avec moi-même sans des aliments sucrés » ; ou « Je ne suis pas mes émotions et je n'ai pas besoin de nourriture pour combler un vide. »
— **Bien boire !** La déshydratation donne envie de grignoter (et surtout du sucré !). Alors prenez comme réflexe de boire un verre d'eau ou une tisane quand vous sentez l'envie monter. Vous pouvez y ajouter un coupe-faim naturel comme le citron, le safran, la cannelle, le curcuma, le gingembre, le poivre de Cayenne, le pamplemousse, la spiruline…
— **Se laver les dents** est aussi une astuce qui s'avère efficace si l'on a terminé son repas, mais qu'on a tendance à enchaîner avec de petites sucreries ou à continuer de manger par gourmandise.
— **Rester patient…** Tenez bon quelques semaines et les nouvelles habitudes, plus saines, s'installeront naturellement et dans la joie.

LES PRÉBIOTIQUES

- L'artichaut, le poireau, l'ail, l'oignon, l'asperge, la banane, la chicorée, l'endive sont des aliments riches en inuline, un prébiotique naturel.

LES PROBIOTIQUES

- Choucroute, légumes et jus lactofermentés, miso, tempeh, pollen frais de ciste, kéfir, kimchi, yaourts fermentés, kombucha, microalgues de type spiruline et chlorelle, cidre de pomme.

RETROUVEZ votre ÉCLAT PAR L'ALIMENTATION

Si des repas équilibrés et adaptés aux besoins de chacun permettent de favoriser une bonne santé, et par conséquent ont également un impact positif sur la beauté, certains aliments et certaines pratiques sont particulièrement indiqués pour prendre soin de la peau. Voyons d'abord quelques incontournables pour retrouver de l'éclat, puis étudions au cas par cas le contenu de l'assiette idéale en fonction des problèmes de peau rencontrés par chacun.

> **GLOW MANTRA**
>
> *La nature est le guérisseur des maladies.*
> **Hippocrate**

LA TOP LIST DES BEAUTY FOODS

— **L'EAU.** Elle sert à apporter les nutriments et à évacuer les déchets de notre corps. L'eau contenue dans les couches de la peau permet de maintenir les différents composants et assure son aspect ferme. Un manque d'eau, même léger, va déstructurer cette organisation naturelle des éléments et le relâchement de la peau se traduira par l'apparition de rides. La nature est bien faite, elle a créé des aliments qui non seulement nous apportent des nutriments essentiels, mais aussi de l'hydratation. Et c'est en fait la meilleure hydratation possible, car elle est riche en micronutriments qui assurent l'hydratation profonde de nos cellules. On parle des fruits et des légumes, bien sûr ! Ils hydratent bien plus efficacement que l'eau que nous buvons… L'eau que nous « mangeons » est absorbée plus lentement par le corps, car elle est « enfermée » dans la structure des aliments. Pensez en particulier à ces aliments gorgés d'eau que sont **les agrumes, l'ananas, la betterave, la carotte, le concombre, la laitue, la pastèque, la pêche ou encore la tomate.**

ZOOM

QUELLE EAU CONSOMMER ?

– **L'eau du robinet,** bien que potable, n'est pas recommandée, car son traitement ne prend pas en compte les nouveaux polluants, comme les résidus médicamenteux. Filtrez-la pour éviter une partie des résidus nocifs. Pensez notamment au charbon actif qui est un absorbant hors du commun et qui permet de désintoxiquer partiellement le liquide dans lequel il est plongé.

– **L'eau en bouteille plastique,** en plus d'être néfaste pour l'environnement, peut avoir des conséquences dangereuses pour la santé de par la présence, même en faible quantité, de plomb, d'arsenic, de phtalates. Si vous n'avez pas d'autre choix, il est recommandé de choisir une eau peu minéralisée pour ne pas surcharger les reins (marques Rosée de la Reine, Mont Roucous, Montcalm, etc.).

– **L'eau distillée** serait une des meilleures eaux à boire au quotidien. L'eau est chauffée et transformée en vapeur, et avec ce processus d'évaporation et de condensation, la plupart des produits chimiques, des impuretés, des métaux lourds et des minéraux inorganiques sont éliminés. Et la totalité des bactéries et virus est détruite.

– Par une combinaison de différents filtres, **l'eau osmosée** est nettoyée du chlore, du plomb, des résidus médicamenteux, du mercure et des pesticides ainsi que d'autres éléments indésirables. L'utilisation d'un osmoseur représente de nombreux avantages, mais ce protocole rejette en moyenne une à deux fois plus d'eau qu'il n'en produit.

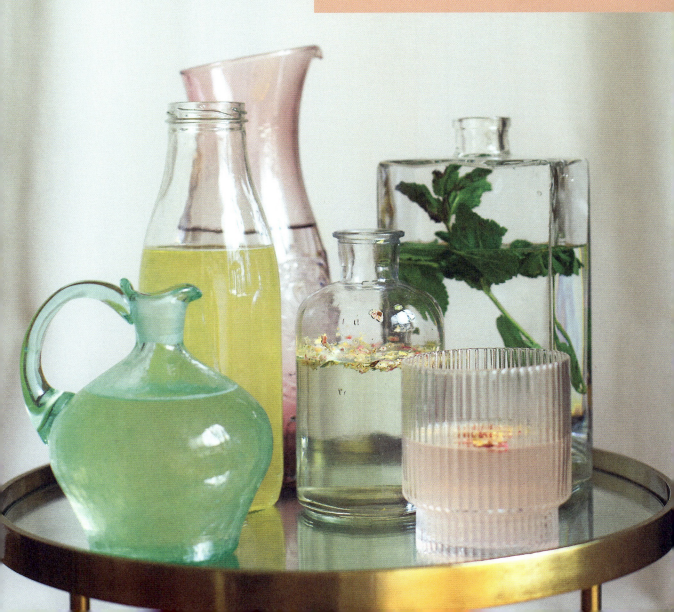

GLOW TIP

Vous avez soif ? Alors vous êtes déjà déshydraté et vos organes en pâtissent. C'est pourquoi il est recommandé de boire au minimum 1,5 litre d'eau par jour. Buvez régulièrement et avant d'avoir soif.

— **LES ALIMENTS RICHES EN POLYPHÉNOLS.** Grâce à leurs vertus antioxydantes, ils embellissent votre peau, vos cheveux et vos ongles et vous aident à lutter contre le vieillissement prématuré (voir tableau ci-dessous).

FRUITS	LÉGUMES	HERBES AROMATIQUES	AUTRES
• Abricot • Châtaigne • Fraise • Kiwi • Litchi • Melon • Pastèque • Pomme • Raisin • Sureau noir	• Artichaut • Brocoli • Chou • Graines de céleri • Oignon	• Anis • Clous de girofle • Origan • Persil	• Aronia noir • Chocolat noir • Farine de lin • Vin rouge (biologique et naturel, s'il vous plaît !)

— **LA SPIRULINE** La spiruline (et les algues en général) est une bombe énergétique. Ce micro-organisme contient autant de calcium que trois verres de lait, autant de fer que trois bols d'épinard, l'équivalent en bêtacarotène de dix-huit carottes. Il renferme aussi des acides gras essentiels pour un ensemble très peu calorique. Outre son pouvoir nutritif et ses effets positifs sur le système immunitaire, le foie et le cholestérol, il aurait aussi une action antirides sur la peau et renforcerait les ongles.

— **LES ALIMENTS RICHES EN BÊTACAROTÈNE.** Ils aident à combattre l'excès de sébum et les points noirs. Ils permettent aussi de mieux protéger l'épiderme des UV et de ralentir le vieillissement cutané. La carotte, riche en vitamine A, serait particulièrement efficace pour atténuer les taches pigmentaires. D'autres aliments orange contiennent aussi du bêtacarotène : **l'abricot, le kaki, la mangue, le potiron ou la patate douce.** Pensez aussi aux épinards et au persil.

— **LES ALIMENTS RICHES EN VITAMINE C.** Ils sont les alliés précieux d'une peau éclatante. En voici quelques exemples : **baies, cassis, chou de Bruxelles, chou vert, citron, fruits rouges, kiwi, litchi, orange, pamplemousse, papaye, persil, poivrons rouge, vert et orange.**

— **LES ALIMENTS RICHES EN VITAMINE E.** Les aliments riches en vitamine E, comme **les amandes, les noix, les noisettes, les pistaches, les graines de courge…,** participent à la synthèse du collagène de la peau et favorisent la microcirculation cutanée.

— **L'AVOCAT.** C'est un fruit extra ! Adoucissant, cicatrisant, protecteur contre les UV, il est très efficace également pour lutter contre les imperfections de la peau. Riche en vitamines A, D et E, mais aussi en oligoéléments comme le cuivre et le zinc, ce fruit aide à prévenir les premiers signes du vieillissement et à lutter contre les radicaux libres.

> **GLOW TIP**
>
> En plus d'être riches en vitamine C, les baies sont le sont en anthocyane et en quercétine, deux composés qui aident à réduire les inflammations, à uniformiser le teint et à lui donner de l'éclat. À consommer tous les jours pendant la saison estivale !

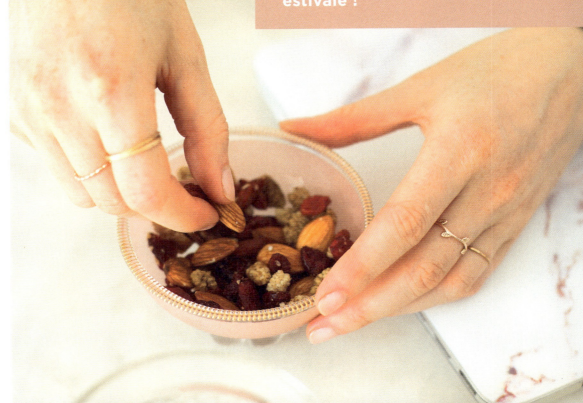

LES ALIMENTS QUI FAVORISENT LA PRODUCTION DE COLLAGÈNE

- Avocat (en interne et en externe !)
- Brocoli
- Carotte
- Céleri
- Fruit rouge : fraises, framboises et myrtilles
- Miel (bio, pur : en interne en petite quantité et en externe plus généreusement !)
- Œuf (bio)
- Oignon
- Oléagineux nature : amande, cerneau de noix, noisette, noix du Brésil
- Poisson gras : hareng, maquereau, sardine, saumon, truite
- Pomme
- Sarrasin
- Thé vert
- Tomate

GLOW TIP : UN COUP DE BOOST PAR DES COMPLÉMENTS ALIMENTAIRES DE COLLAGÈNE (BIO, DE QUALITÉ) PEUT ÊTRE INTÉRESSANT À FAIRE PAR CURE, DE TEMPS EN TEMPS.

LES ALIMENTS PAR PROBLÉMATIQUES BEAUTÉ

Une bonne alimentation améliore globalement l'état de votre peau, de vos cheveux et de vos ongles. Quand on nourrit bien les cellules, on nourrit également bien la peau ! Une meilleure nutrition = un meilleur glow. Donc, pensez à toujours faire des fruits et des légumes frais votre alimentation principale.

Mais il peut être intéressant de savoir comment cibler certains aliments pour répondre à vos problématiques beauté spécifiques. Voici une liste des problèmes les plus communs et des aliments qui vous aideront à y remédier !

/ *L'acné et les impuretés*

C'est un phénomène inflammatoire, il faut donc commencer par adopter une alimentation anti-inflammatoire, en ciblant des produits riches en vitamines A et E, ainsi qu'en zinc, comme **les abricots, les carottes, la dinde, les fruits de mer, les graines de courge, les légumes à feuilles vert foncé, les lentilles, les myrtilles, les oléagineux nature (amande, noisette, noix du Brésil), les patates douces, les poissons gras, le quinoa, le riz complet, les tomates.**

Concernant le zinc, vous pouvez aussi faire des cures de compléments de qualité. Vous pouvez appliquer des ampoules de zinc, à acheter en pharmacie, sur votre peau, pour une optimisation inside & outside.

/ Les rides et le manque de tonicité

Les rides apparaissent naturellement avec l'âge, mais souvent, la peau vieillit prématurément en raison du mode de vie adopté. Dans ce cas, il faut :
— viser les aliments qui favorisent la production de collagène, indispensable pour une peau à l'aspect plus jeune et plus pulpeux ;
— faire le plein d'aliments riches en antioxydants pour lutter contre le vieillissement prématuré de la peau ;
— nourrir la peau de l'intérieur avec des lipides de qualité et de l'oméga-3.

> **GLOW TIP**
>
> **Pour une peau sèche, faites des gommages doux (les enzymatiques sont mes préférés) environ une à deux fois par semaine. Votre teint sera plus homogène, plus lisse, votre grain de peau affiné et votre teint plus lumineux. Les actifs de vos crèmes hydratantes seront d'autant mieux absorbés !**

/ Une peau sèche et terne

La peau sèche revêt un aspect terne, sans éclat. Il faut la rendre pulpeuse et lisse depuis l'intérieur avec de bons acides gras, en y ajoutant par exemple les vitamines B5 et E qui favorisent l'hydratation de l'épiderme. Essentiel également : une bonne dose de vitamine C !

Pour vous aider, quelques idées d'aliments riches en bons acides gras : **amandes, anchois, beurre clarifié (une cuillère à soupe maximum par jour), brocoli, carotte, céréales complètes, cerneau de noix, champignon cru, chou kalé, chou de Bruxelles, citron, grenade, huile de germe de blé, de colza ou de lin, huître, kiwi, myrtille, œuf (bio), orange, pomelo, sardine, saumon, tomate.**

/ Une peau sensible

Une peau sensible est souvent une peau déshydratée et fine. Elle n'a pas de barrière protectrice suffisamment efficace pour résister aux agressions extérieures : elle rougit, devient inconfortable, peut donner la sensation de chauffer, réagit au vent, aux températures qui changent, etc. Elle est dite hyperréactive.

Dans ce cas, il faut :
— apporter à votre peau suffisamment d'hydratation et de nutrition (du bon gras). Regardez la liste des aliments pour peau sèche et protégez bien votre peau exté-

> **GLOW TIP**
>
> Avec une peau sensible, on évite particulièrement le soleil pendant les pics (de 11 h à 17 h), la consommation d'alcool, le tabac, la caféine, les épices fortes et les températures extrêmes.

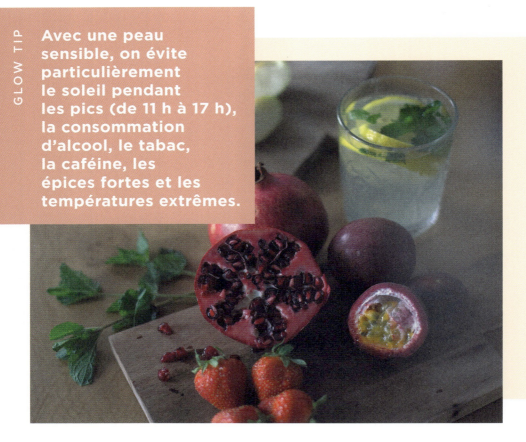

rieurement avec des produits neutres, sans parfum ou autres additifs chimiques irritants ;
— miser sur les aliments anti-inflammatoires (focus sur les légumes et fruits frais et de qualité).

La rosacée (ou couperose)

Cette maladie qui touche les petits vaisseaux sanguins se manifeste par des rougeurs et la dilatation des vaisseaux. Elle est en partie héréditaire, mais encore une fois aussi liée à l'inflammation du corps et s'améliore avec une meilleure hygiène de vie.

Dans ce cas, il faut :
— apporter à votre peau suffisamment d'hydratation et de nutrition. Inspirez-vous donc de la liste des aliments pour peau sèche et protégez bien votre peau exté-

rieurement avec des produits neutres, sans parfum ou autres additifs chimiques irritants ;
— miser sur les aliments anti-inflammatoires et en particulier sur la spiruline (et d'autres microalgues) qui nettoient en même temps et privilégier les fruits frais et de saison (surtout la pomme, le citron, les fraises, le raisin, les bananes, l'avocat, les figues, les pêches…) et les légumes verts ;
— vous hydrater avec une eau faiblement minéralisée tout au long de la journée ;
— faire particulièrement attention à tous les aliments acidifiants de type viande, produits laitiers, vinaigres, sel et sucre raffiné ainsi que ces irritants : l'alcool, le tabac, la caféine, les épices fortes ;
— faire une détox pour bien nettoyer votre corps et apaiser l'acidose en cours.

La cellulite

Pour que votre peau redevienne plus ferme et plus lisse, il faut privilégier les aliments qui aident à drainer : **ananas, asperge, céleri, chou, endive, fenouil, fruits rouges, persil, poireau, poivron, radis noir, thé vert.**
Pour fluidifier votre circulation, pensez aussi à l'ail, à l'oignon et à l'échalote, sans oublier bien sûr de composer des assiettes bien colorées (riches en antioxydants), avec des fruits et des légumes frais et crus (ou légèrement chauffés).

> **GLOW TIP**
>
> Faites des masques au bicarbonate de soude alimentaire. Ce produit est détoxifiant, apaise la peau et aide à rétablir l'équilibre acido-basique. Pour un masque, il suffit de mélanger 1 c. à s. de bicarbonate avec un peu d'eau jusqu'à obtenir une pâte. Vous pouvez éventuellement ajouter 2 c. à c. de miel pour son effet adoucissant et cicatrisant. Laissez poser 10 minutes.

Les ongles cassants

Les ongles cassants sont souvent dus à un manque de minéraux essentiels comme le fer, mais aussi à un manque plus spécifique en oligoéléments (en soufre, en zinc), et en vitamines B ! (voir tableau p.52) Notez que pour une meilleure absorption du fer, il faut privilégier les aliments riches en vitamine C.

LES ALIMENTS RICHES EN FER

- Algues fraîches et séchées
- Cacao
- Chanvre
- Pavot
- Poisson bio (à consommer avec beaucoup de modération)
- Sésame
- Spiruline
- Viande bio (à consommer avec beaucoup de modération)

LES ALIMENTS RICHES EN SOUFRE :

- Ail
- Asperge
- Chou
- Échalote
- Fruits
- Fruits de mer
- Œuf
- Oléagineux
- Poisson
- Viande

LES ALIMENTS RICHES EN ZINC

- Bœuf
- Crabe
- Fruits de mer
- Germes de blé
- Graines de courge
- Huître
- Langouste
- Lentilles
- Shiitakes séchés

LES ALIMENTS RICHES EN VITAMINES B

- Champignon
- Chou-fleur
- Fruits
- Germes de blé frais
- Graines
- Légumes secs
- Légumes verts
- Levure alimentaire (à consommer avec modération pour ne pas perturber la flore intestinale)
- Levure de bière
- Noix
- Œuf
- Poisson de mer
- Viande blanche

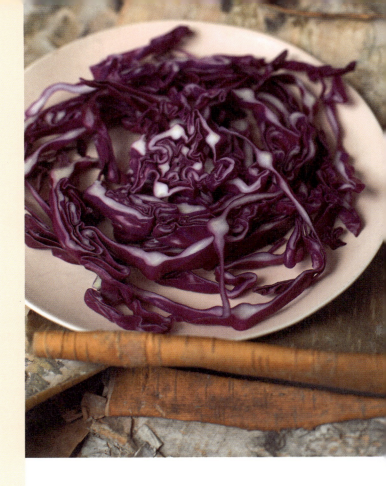

La perte de cheveux

La santé de nos cheveux est directement liée à notre alimentation. Tout comme pour les ongles, il faut privilégier les aliments riches en vitamines B. Si vous perdez beaucoup de cheveux, c'est le signe de carences, d'un organisme trop acide (mauvaise hygiène de vie, alimentation, sédentarité, stress, etc.) ou potentiellement d'un déséquilibre au niveau de votre thyroïde. Ces aliments devraient vous aider à renforcer vos cheveux de l'intérieur : **avocat, épinards, fruits rouges, graines (type courge, tournesol, chia, chanvre), huître, œuf bio, patate douce et poisson gras.**

DÉCOUVREZ
la magie
DE LA DÉTOX

Avant d'ajouter de bons aliments pour nourrir ses cellules, il est très utile de nettoyer et de purifier. S'il y a trop de déchets qui encombrent l'organisme, les tissus auront forcément plus du mal à tirer profit de cette nourriture saine. Avec un peu de nettoyage d'abord (et, simultanément, une alimentation équilibrée !), la nutrition sera plus efficace et profonde, votre corps assimilera mieux les nutriments et utilisera ainsi les précieux carburants pour nourrir chaque cellule.

GLOW MANTRA

La beauté est une attitude.
Estée Lauder

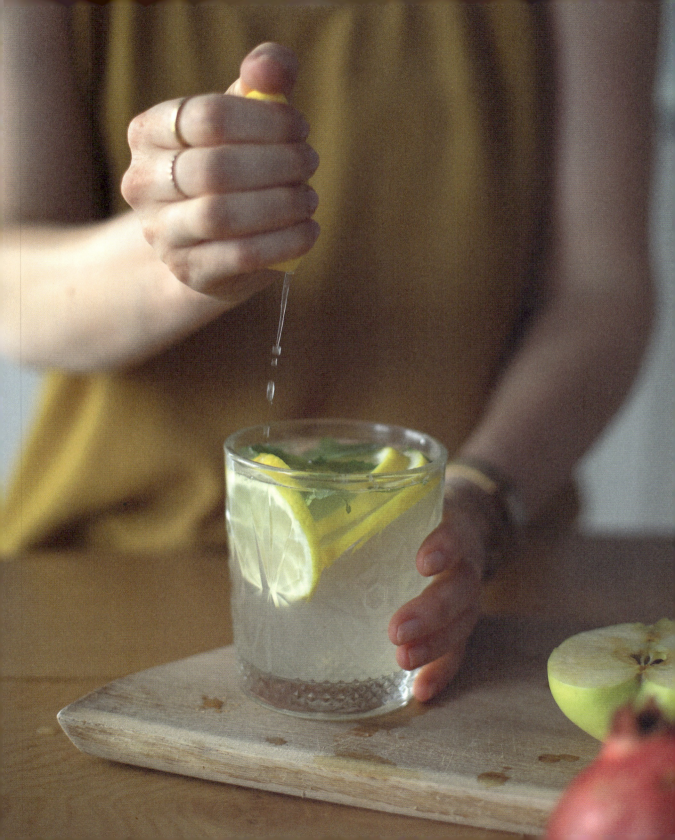

FAITES LE VIDE AVANT D'AJOUTER DU NOUVEAU

Si votre peau a des impuretés, des irrégularités, si elle est terne et fatiguée, elle a grand besoin d'un nettoyage depuis l'intérieur. La peau, c'est notre plus grand émonctoire et, si les autres sont saturés et fonctionnent au ralenti (intestin, reins, foie, poumons), la peau essaiera de prendre le relais pour débarrasser l'organisme de ses acidités et de ses toxines : les impuretés prendront la forme d'acné, de rougeurs, de kystes ou autres. D'où l'intérêt d'avoir quelques réflexes détox ! Au quotidien, certains aliments comme **l'artichaut, le charbon végétal actif, le Chardon-Marie, le citron, le gingembre, la menthe, le pissenlit, le romarin ou encore le thym** seront d'une aide précieuse pour vous purifier.

Mais vous pouvez aller plus loin en vous offrant ponctuellement une cure détox. Retenez néanmoins que même si vous faites des cures détox régulièrement, l'idéal reste bien sûr d'éviter une trop grande surcharge et d'équilibrer votre alimentation pour manger le plus sainement tout au long de l'année (rassurez-vous, de petits écarts sont toujours acceptés !). Par ailleurs, il n'existe pas de détox idéale pour tout le monde, il faut l'adapter selon vos besoins et capacités.

LA MONODIÈTE

La monodiète est une des façons de soulager le corps de la surcharge digestive. C'est une forme de détox permettant de nettoyer le corps tout en continuant de manger ! Si vous hésitez à vous lancer dans une cure de jus, dans un jeûne ou dans une autre cure détox, mais que vous avez envie de vous familiariser avec une pratique de nettoyage, la monodiète peut être un bon point de départ !

Le principe consiste à manger à volonté un seul type d'aliment. Le mieux est de choisir un aliment de saison, qui nourrira davantage et sera plus en correspondance avec les besoins de votre organisme.

L'idéal est de manger cru, mais le cuit est également possible pour les individus le souhaitant ou ne tolérant pas bien le cru. Le mélange de cru et cuit est une autre possibilité.

Une monodiète de trois jours est recommandée à chaque changement de saison, mais n'hésitez pas à faire une journée ou deux de temps en temps, pour entretenir et augmenter votre vitalité en cas de grosse fatigue,

> **GLOW TIP**
> **Pratiquez la monodiète une journée par semaine, un repas par jour ou trois dîners par semaine ; c'est vraiment en fonction de vous et de vos besoins.**

après un excès alimentaire ou autre, en cas d'infection (rhume, cystite ou autre) ou encore après un choc psychologique.

Les bénéfices

— Comme le système digestif est mis au repos, l'énergie ainsi économisée est utilisée pour la réparation, la régénération et le nettoyage de votre corps.

— Si vous avez des gênes digestives, vous sentez un soulagement immédiat : la digestion est au top avec un seul aliment à gérer. À condition évidemment de bien choisir son aliment : le steak ne fonctionne pas !

— L'énergie vitale augmente, l'assimilation des nutriments est optimisée. Vous avez davantage d'énergie de façon globale, ainsi qu'un mental plus clair. Vous éprouvez en plus une sensation de légèreté après le repas : bye bye la fatigue après le déjeuner.

— C'est un moyen très efficace pour savoir si vous souffrez ou non d'une intolérance et pour apprendre à mieux vous connaître. Pour comprendre si un aliment vous fait du bien ou pas, l'idéal est de le consommer seul, le ventre vide.

— Vous apprenez également à être mieux à l'écoute de vous-même, plus présent, car vous focalisez votre attention sur l'aliment, vous prenez le temps de le déguster, de l'apprécier, et vous observez les réactions de votre corps après chaque repas.

— Stop à la surconsommation ! En effet, la monodiète vous permet de manger uniquement ce dont vous avez besoin – et cela veut naturellement dire moins qu'au cours d'un repas classique préparé avec six, dix, voire quinze (!) aliments différents. Avec un seul aliment, que vous mâchez bien, votre corps envoie le signal de satiété à temps et l'intuition naturelle est plus active. Pourquoi ? Faites l'expérience, le corps est si intelligent : en mangeant des poires, par exemple, les premières sont délicieuses et vous donnent envie de continuer. Peut-être que la quatrième vous paraît moins bonne et, en commençant la cinquième, celle-ci ne vous semble plus bonne du tout. Le corps vous indique qu'il est temps d'arrêter, il a eu sa dose de poires.

> **GLOW TIP**
> **LORS DE VOTRE JOURNÉE OU DE VOTRE CURE MONODIÈTE, N'OUBLIEZ PAS DE BIEN VOUS HYDRATER POUR AIDER VOTRE CORPS À MIEUX ÉLIMINER LES TOXINES LIBÉRÉES PAR LA DÉCHARGE DIGESTIVE.**

— Vous vous simplifiez la vie, avec les monorepas. Lors d'un jour de flemme, quel gain de temps de vous concentrer sur un seul aliment (un que vous aimez, en plus, à manger jusqu'à satiété) ! Pas de casseroles, pas de temps de préparation, de cuisson, d'attente : de l'énergie économisée à tout point de vue !

Les aliments à privilégier

Encore une fois, il n'y a pas un aliment qui soit idéal pour tout le monde. Il faut toujours savoir s'adapter selon ses besoins et son terrain. Un bon indicateur pour choisir ses fruits et légumes est de consommer ceux que l'on aime, tout simplement. Expérimentez, essayez des aliments différents, peut-être d'abord pour un repas, puis pour deux, ou pour une journée, etc., et observez bien votre corps. Restez à l'écoute, et ce sera une vraie expérience bien-être sur tous les plans !
Vous pouvez par exemple consommer : des fruits et des légumes crus (banane, carotte, pomme, raisin), des fruits et légumes cuits, des légumes verts uniquement, du quinoa, du riz, du sarrasin.

LE JEÛNE INTERMITTENT

Voici une de mes pratiques préférées, à faire tout au long de l'année, en préventif ou en curatif, selon ses besoins. On remet les compteurs à zéro avec une petite pause alimentaire et mentale – double repos qui fait le plus grand bien. On économise environ 40 % de son énergie normalement consacrée à la digestion, et ainsi le corps peut utiliser cette énergie pour purifier les tissus et régénérer les cellules. Ce nettoyage du corps est automatique quand on arrête de le remplir d'aliments. C'est un système si intelligent !

ZOOM

LE JEÛNE, UNE PRATIQUE MILLÉNAIRE

Hippocrate, le père de la médecine, conseillait déjà de jeûner en 370 av. J.-C. C'est une pause tout à fait naturelle pour le corps ! Biologiquement, nous ne sommes pas programmés pour ingurgiter de la nourriture à la fréquence et dans la quantité habituelle de la société moderne. C'est plus « normal » pour le système digestif de faire des pauses, comme dans le jeûne intermittent. Des repas trois, quatre, voire cinq (!) fois par jour, ce n'est rien d'autre qu'une idée culturelle et sociétale, et non un besoin physiologique.

GLOW MANTRA

> "La jeunesse est heureuse parce qu'elle a la capacité de voir la beauté. Celui qui garde le pouvoir de voir la beauté ne vieillit jamais."
> — Franz Kafka

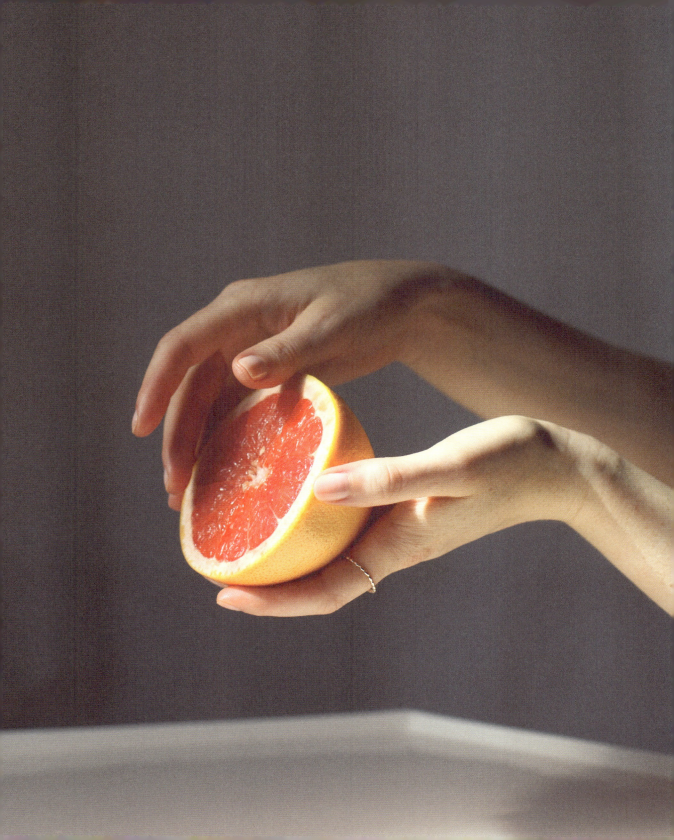

Les bénéfices

Le jeûne intermittent :
— fait baisser les niveaux d'insuline, rendant la graisse corporelle stockée plus accessible ;
— accélère la réparation cellulaire ;
— favorise une meilleure énergie ;
— génère une baisse de triglycérides ;
— apaise les compulsions sucrées et les envies fortes de grignotage ;
— permet aux niveaux d'hormone de croissance de monter en flèche (jusqu'à cinq fois), ce qui est intéressant notamment pour la perte de graisse et le gain musculaire ;
— diminue le risque de maladies chroniques et l'obésité ;
— favorise la longévité, en luttant notamment contre les radicaux libres ;
— favorise la santé cognitive, augmentant concentration et clarté ;
— produit rapidement un effet très positif aussi au niveau du teint, qui devient plus uni et plus lumineux.

Trois méthodes pour pratiquer ce boost régénératif

— LA MÉTHODE 16/8

• Essayez de ne rien manger pendant seize heures au moins, cela donnera une pause bien méritée à votre corps entier (et à votre esprit aussi, vous verrez). Vous avez ainsi une plage horaire de huit heures pendant laquelle vous mangez. Par exemple, vous mangez uniquement entre 10 h et 18 h ou entre 12 h et 20 h. Expérimentez ce qui vous correspond le mieux !

• Vous pouvez continuer à vous hydrater bien sûr, et c'est même recommandé pour les débutants. Les expérimentés peuvent quant à eux employer cette méthode sous forme de jeûne sec.

— LA MÉTHODE 24 HEURES

Cela veut dire jeûner pendant vingt-quatre heures, une ou deux fois par semaine. Vous pouvez par exemple ne rien manger du dîner d'un jour au dîner du lendemain.

— LA MÉTHODE 5/2

Vous ne consommez que 500 à 600 calories sur deux jours non consécutifs de la semaine, mais vous mangez normalement les cinq autres jours.

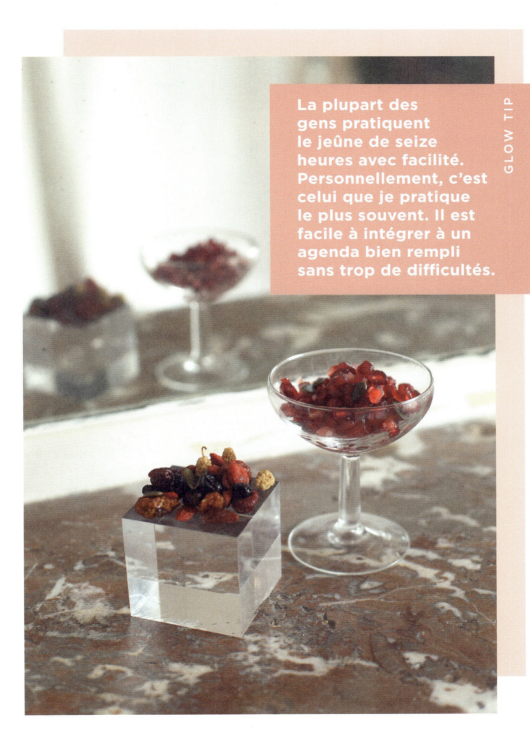

> **GLOW TIP**
>
> **La plupart des gens pratiquent le jeûne de seize heures avec facilité. Personnellement, c'est celui que je pratique le plus souvent. Il est facile à intégrer à un agenda bien rempli sans trop de difficultés.**

TO-DO LIST

RITUAL GLOW

1 — Mangez seulement quand vous avez faim et ne mangez pas si vous n'avez pas faim : c'est la règle qui va tout changer pour votre bien-être (et votre silhouette !). Apprenez à connaître vos besoins spécifiques : aucun aliment ni aucun régime alimentaire ne sera le régime idéal pour tous.

2 — Restez hydraté : avant de commencer vos activités et tout au long de la journée (plutôt que de boire de grandes quantités d'eau deux ou trois fois par jour). Buvez 1,5 à 2 litres d'eau par jour ou des tisanes, voire davantage si vous faites du sport intensément.

3 — Prenez le temps de mâcher : comme la digestion commence dans la bouche, il faut (ré)apprendre à bien mâcher ses aliments jusqu'à ce qu'ils deviennent liquides, pour une digestion efficace et une assimilation optimale. Bien mâcher déclenche plus facilement la sensation de satiété : on mange plus lentement, le corps a le temps de capter l'information envoyée par les aliments et donne le signal de satiété à temps, et non quand vous vous êtes déjà trop rempli…

4 — Consommez du (bon) gras : non seulement le gras n'est pas mauvais, mais il est essentiel pour avoir un corps et un cerveau en bonne santé, pour un système endocrinien en équilibre, une belle peau et pour réguler son poids ! Bien sûr, encore une fois, c'est une question de qualité. Vos bonnes graisses doivent venir d'aliments comme les avocats, les graines, les huiles végétales vierges et pressées à froid, l'huile de coco, les noix ou encore les œufs bio.

5 — Mangez principalement « vivant » : privilégiez les aliments frais et bruts au détriment de l'alimentation « morte », à savoir des aliments industriels, transformés et dénaturés. Un aliment cru est plein d'énergie, qu'il va vous transmettre. Veillez à votre apport en fibres : beaucoup de crudités est la clé pour un « lifting depuis l'intérieur ». En même temps, pensez à manger « arc-en-ciel », en variant les couleurs.

6 — Faites attention au mode de cuisson : pour préserver les nutriments essentiels dans l'alimentation, privilégiez la cuisson vapeur ou à l'étouffée, ou bien chauffez rapidement au wok en laissant les légumes croquants !

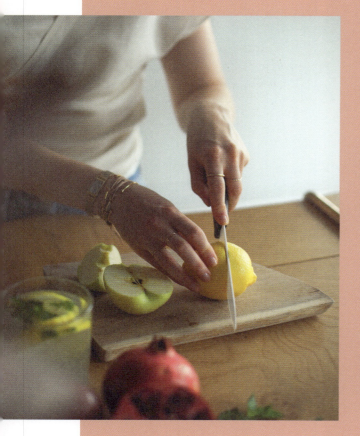

1 — Ne mangez pas trop : on ne parle pas ici de privation, mais simplement du fait de ne pas se surnourrir, comme le font la plupart d'entre nous aujourd'hui. Cela accélère le vieillissement prématuré.

2 — Ne fumez pas : fumer est l'une des pires choses pour votre peau, car cela la prive d'oxygène et peut donner un teint gris pâle et des capacités de guérison de la peau faibles. Vous risquez d'avoir une peau déshydratée et souffrant d'un déficit chronique en vitamines et en minéraux, en particulier en vitamine C, si nécessaire à la production de collagène.

3 — Ne buvez (presque) pas : l'alcool est une des choses les plus acidifiantes, mais un peu de vin rouge naturel consommé avec modération apporte des polyphénols. Et n'oubliez pas qu'un bon moment détente entre amis est très important pour votre bien-être et votre glow !

4 — Ne consommez pas d'aliments industriels c'est le pire pour la santé et pour la peau ! Tout d'abord, ces aliments ne peuvent pas vous nourrir correctement, c'est du remplissage et non de la nutrition, du fait notamment des méthodes de transformation et de raffinage. Ensuite, ils contiennent souvent des substances directement toxiques pour l'organisme, comme les acides gras trans (AGT) qui sont fabriqués industriellement par ajout d'hydrogène et qui sont particulièrement problématiques pour l'équilibre endocrinien et le système cardiovasculaire.

5 — Ne mangez pas de sucre raffiné : le sucre blanc et raffiné est un poison pour la peau et pour l'ensemble du corps. En consommant du sucre raffiné à trop haute dose, vous déminéralisez votre corps, votre système immunitaire s'affaiblit, votre digestion et votre flore intestinale sont perturbées, voire très abîmées. La règle d'or concernant l'apport en sucre : mangez des fruits frais pour une bonne vitalité et une peau éclatante !

6 — Ne brusquez pas votre corps avec des régimes draconiens : essayez toujours d'installer de bonnes habitudes plutôt que de faire des régimes réguliers. Mieux vaut viser un style de vie sain pour des résultats durables. Les régimes riment avec frustration, et la frustration conduit à l'échec. Considérez les aliments comme quelque chose qui nourrit votre corps, qui stimule votre énergie, qui donne une belle peau et qui fait briller vos cheveux. Et cela doit vous faire plaisir de nourrir votre corps. Continuez à manger à votre faim, ne diminuez pas forcément les quantités, mais mangez mieux. Les régimes ne fonctionnent pas, alors arrêtez de vous priver et commencez à vivre dans la joie sans culpabiliser.

7 — Ne respectez pas les horaires de repas : nous ne sommes pas faits pour fonctionner selon un rythme de trois repas fixes par jour, c'est une invention culturelle et sociale qui est pratique, mais absurde d'un point de vue biologique. Une chose est certaine : nous avons tout intérêt à faire des pauses digestives régulièrement, à sauter un repas quand nous sommes au calme tout en continuant à nous hydrater. C'est souvent une bénédiction pour notre corps.

AU PRINTEMPS

SEASONAL GLOW

À mesure que la nature se réveille, c'est le moment d'apporter du renouveau dans son assiette pour préparer son corps au nettoyage de printemps :

— **l'artichaut :** il a la particularité de contenir de l'inuline, un sucre non digéré par le métabolisme, qui viendrait nourrir la flore intestinale et renforcer le système immunitaire ;

— **l'asperge :** faible en calories, riche en fibres et en antioxydants, elle est diurétique, calme l'appétit et booste le système immunitaire ;

— **le concombre :** rempli d'eau et de minéraux, il assure un bon transit, comme tous les légumes verts ;

— **la fraise :** riche en antioxydants et en vitamines B et C, elle est excellente pour la peau, les yeux et participe au développement du fœtus ;

— **le pissenlit :** il est un formidable draineur pour le foie et les reins. Il est aussi utile en cas de douleurs articulaires ;

— **le pruneau :** fruit sec de la prune, c'est un excellent laxatif naturel ;

— **le radis :** qu'on le préfère rose ou noir, il est rempli de fibres et contient peu de glucides. Il agit sur la rétention d'eau et la détox du foie.

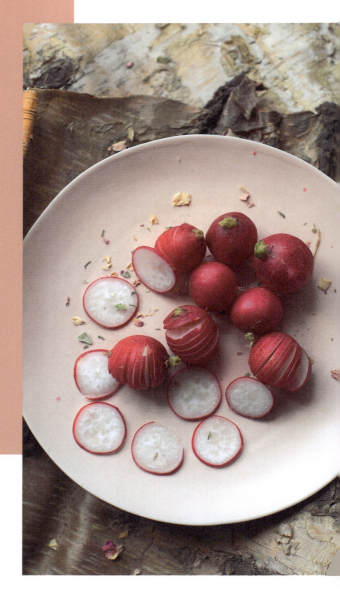

EN ÉTÉ

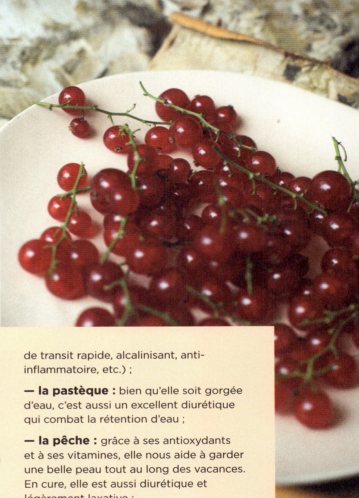

SEASONAL GLOW

Avec la chaleur, il est important de bien s'hydrater. On va aller chercher l'eau dans sa forme la plus « vitalogène » (densité nutritionnelle remarquable), à savoir dans les fruits et les légumes crus :

— **l'aubergine :** riche en vitamine et en antioxydants, elle renforce notre système immunitaire et contribue au maintien de la jeunesse de la peau ;

— **la framboise :** elle exerce une action anti-inflammatoire, grâce aux flavonoïdes qu'elle contient ;

— **le cassis :** c'est une bombe d'antioxydants qui lui confèrent des propriétés anti-âge très intéressantes ;

— **la nèfle :** ce fruit méconnu est une sorte de petit abricot aux bénéfices multiples (antioxydant, régulateur de transit rapide, alcalinisant, anti-inflammatoire, etc.) ;

— **la pastèque :** bien qu'elle soit gorgée d'eau, c'est aussi un excellent diurétique qui combat la rétention d'eau ;

— **la pêche :** grâce à ses antioxydants et à ses vitamines, elle nous aide à garder une belle peau tout au long des vacances. En cure, elle est aussi diurétique et légèrement laxative ;

— **la tomate :** grâce au bêtacarotène, elle participe, tout comme la carotte, à l'obtention d'un joli teint hâlé en favorisant la création de mélanine. Ses fibres font d'elle une aide formidable pour les digestions paresseuses. En revanche, on la déconseille aux intestins fragiles.

EN AUTOMNE

SEASONAL GLOW

La nature nous offre encore une palette intéressante de fruits et de légumes pour nous permettre de quitter l'été et d'accueillir la fraîcheur en douceur :

— **les champignons :** ils offrent le prétexte de faire une balade énergisante en forêt, et en plus, ils sont particulièrement riches en minéraux et en vitamines ;

— **les clémentines et les mandarines :** elles apportent une forte teneur en vitamine C, et nous consommerons leur peau (bio) en infusion pour ses substances protectrices du système cardiovasculaire ;

— **les courges :** citrouille, butternut, potimarron… ce sont les légumes stars de l'automne, grâce à leurs antioxydants et leur teneur en fibres, qui stimule l'appareil digestif. C'est aussi un précurseur de la sérotonine, qui nous apportera l'apaisement nécessaire pour affronter le rush de la rentrée ;

— **le fenouil :** en jus, en soupe ou même en risotto, il apporte satiété et régulation du système digestif et possède des propriétés anti-inflammatoires et antibactériennes ;

— **le kaki :** disponible sur une assez courte période d'octobre à décembre, il est sans doute le fruit le plus intéressant de l'automne. On aime notamment sa teneur en vitamine B9, le fameux acide folique utile pour la fabrication du matériel génétique, les systèmes nerveux et immunitaire et pour le développement du fœtus. Il est aussi intéressant grâce au manganèse qu'il contient, cofacteur utile dans de nombreuses réactions métaboliques ;

— **le poireau :** voilà un formidable allié du système immunitaire pour nous permettre de mieux vivre la baisse des températures. C'est aussi un diurétique puissant ;

— **le raisin :** leur pulpe regorge d'oligoéléments, de minéraux et de polyphénols qui sont des piégeurs de radicaux libres. Il est cependant déconseillé aux diabétiques et aux intestins fragilisés.

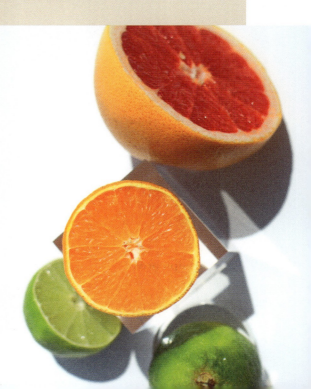

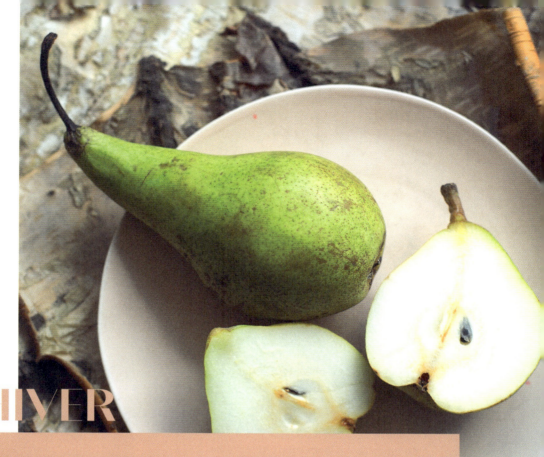

EN HIVER

SEASONAL GLOW

La nature est au repos. Pour nous aussi, c'est le moment de nous revitaliser et de nous harmoniser. Il est donc nécessaire de choisir avec soin nos aliments. Cela tombe bien, la nature nous fournit des légumes qui nous permettent de nous enraciner et de renforcer notre système immunitaire :

— **le chou-fleur :** comme beaucoup de crucifères, il est plein d'antioxydants, antiviraux naturels, stimule le foie et renforce nos os ;

— **les dattes fraîches :** riches en vitamines et en fibres, elles apportent à la fois énergie et confort digestif. Calorifères, elles permettent de ne pas trop se refroidir, à l'inverse des autres fruits ;

— **les épinards :** ils possèdent des qualités anti-inflammatoires, sont très riches en fer et luttent contre le stress oxydatif ;

— **la mâche :** riche en bêtacarotène, elle est antioxydante et contient beaucoup de vitamines A, B, C, ainsi que du fer ;

— **la patate douce :** beaucoup plus riche en fibres que la pomme de terre, elle possède aussi un indice glycémique plus bas et contient plus d'antioxydants ;

— **la poire :** le potassium associé à ses tanins participerait à une meilleure élimination de l'acide urique, qui en surdose provoque des déminéralisations ;

— **la pomme :** c'est le joker digestion ! Mangée avec la peau, elle permet de réduire la constipation. Sans peau, elle permet de limiter les diarrhées. Elle stimule aussi la production de salive, permettant à la fois une meilleure digestion et une meilleure hygiène bucco-dentaire en luttant contre les bactéries responsables des caries.

LILI BARBERY-COULON

*Journaliste et blogueuse, professeure de yoga et auteure
de* Pimp my Breakfast *et* La Réconciliation*.*

INTERVIEW

Que fais-tu dans la vie et quels sont les projets qui te font vibrer en ce moment ?

Je suis une ancienne journaliste (Vogue, M le magazine du Monde) reconvertie dans de nombreuses activités variées. Je prépare un nouveau livre assez différent de mon premier. Je suis aussi professeure de kundalini yoga, que j'enseigne quatre fois par semaine. Je tiens un blog depuis plus de huit ans, que je nourris chaque semaine d'articles dédiés au bien-être, au voyage et de plus en plus au yoga. Je suis très active sur les réseaux sociaux, et en particulier sur Instagram, ce qui fait de moi ce qu'on appelle une influenceuse.

L'alimentation, le yoga et le bien-être sont-ils des sujets qui t'ont toujours intéressée ?

Non, je ne me suis pas toujours intéressée à ces sujets. J'ai longtemps eu des troubles du comportement alimentaire et connu de grandes variations de poids. Je ne me suis stabilisée que récemment (ces trois dernières années) en pratiquant quotidiennement le kundalini yoga. Cette pratique m'a amenée à m'intéresser à tous les sujets qui touchent au respect de soi et du vivant.

Quelles sont tes habitudes alimentaires ? Qu'est-ce que cela t'apporte ?

Je n'ai pas de conseils clés à donner, hormis celui d'apprendre à écouter ses sensations corporelles. De quoi ai-je envie ? De quoi ai-je besoin ? Seul mon corps le sait. Donc j'essaie de rester à l'écoute. Mais comme le mental parle souvent très fort, on a du mal à entendre son corps. Prendre le temps de se faire une jolie table et de savourer chaque bouchée aide beaucoup à écouter les sensations.

Qu'est-ce que le mot équilibre évoque pour toi, et comment fais-tu pour trouver ton équilibre au quotidien ?

L'équilibre pour moi, c'est reconnaître mes ombres autant que ma lumière. C'est harmoniser mon énergie féminine et mon énergie masculine. C'est faire grimper l'énergie du triangle inférieur du corps vers le triangle supérieur. C'est avoir un centre, et du coup un nombril, bien solide. Comment je tends vers cet équilibre : en pratiquant yoga et méditation au quotidien.

Quelle est ta vision de la beauté ?

Être au plus proche de notre vérité intérieure. Quand le soi véritable transparaît sur la peau, alors la beauté irradie.

Peux-tu partager avec nous ta routine beauté ?

Elle est de plus en plus courte. Je me nettoie le visage le soir avec un lait qui se transforme en huile (le Lait onctueux capital, de Joëlle Ciocco) et j'utilise une huile pour m'hydrater matin et soir. C'est tout. Quand j'ai l'air trop fatiguée, je fais trois minutes de respiration du feu. Je ne suis jamais aussi belle qu'après un cours de yoga. Et quand je veux tricher : un peu de baume à lèvres teinté, un blush liquide et de l'anticernes, mais c'est de plus en plus rare.

Quel est ton top 3 de produits ou objets beauté dont tu ne te sépares jamais ?

Un baume à lèvres (le mien n'est pas très eco-friendly, puisque c'est le Balm Dotcom, de Glossier, mais c'est l'un des seuls qui ne m'irritent pas les lèvres, car je supporte très peu de choses), mon démaquillant et une huile végétale (j'aime bien l'huile de chanvre que je peux appliquer sur le visage et sur le corps avant la douche froide du matin).

De quoi es-tu la plus fière aujourd'hui ?

Je me méfie beaucoup du mot fierté. C'est l'exact inverse de la honte. Et les deux marchent souvent ensemble.

Quel est l'impact le plus puissant de ton parcours entrepreneurial jusqu'à présent ?

Faire confiance à l'univers. Je ne me laisse guider que par mon intuition et ma conscience. Je dis non à beaucoup de projets. Mais le vide ne reste jamais vacant longtemps et d'autres projets correspondant à mes valeurs finissent par se manifester.

Une mauvaise habitude dont tu aimerais te débarrasser ?

Ce n'est pas une habitude, c'est un vieux karma. J'ai tendance à avoir la peur du manque. Pas financièrement, car je retombe sur mes pattes dans tout type de situation.

C'est plus avec la nourriture. J'ai encore du mal à aller explorer les profondeurs du manque. Pourtant, lorsque je suis accompagnée, le jeûne me paraît très facile. Non pas que je veuille cesser de m'alimenter. Mais j'aimerais bien introduire une journée ou deux plus frugales chaque semaine.

Quel conseil donnerais-tu pour développer la confiance en soi et poursuivre ses rêves ?

Passer par le corps physique. Cesser de juger les autres, car cela n'a qu'un effet : nous fragiliser et nous conduire à nous juger nous-mêmes. Il est temps de faire taire le mental et d'écouter son corps.

Dis-nous quelque chose que nous ignorons de toi.

J'ai de toutes petites oreilles. Hahaha !

Ton conseil ultime pour plus de glow ?

S'aimer comme on aime ses propres enfants.

Un mantra qui t'inspire ?

« Ong namo guru dev namo » :
« Je m'incline face à l'infinie sagesse qui est à l'intérieur de moi et je m'incline face au processus qui me permet de passer de l'ombre à la lumière par transparence. »

CLAIRE NOUY

Cofondatrice d'Atelier Nubio, la marque parisienne de cures détox de jus frais et de compléments nutritifs naturels.

INTERVIEW

Qui es-tu et quels sont les projets qui te font vibrer en ce moment ?

Je suis une femme, une entrepreneuse, une maman... Mon projet le plus excitant du moment : le lancement de la première collection de compléments nutritifs naturels Atelier Nubio, appuyée sur notre expertise en nutrition sur les jus frais pressés à froid. Le monde des compléments alimentaires, c'est une vraie jungle que nous défrichons depuis deux ans pour démystifier cette industrie et créer une gamme transparente et simple de produits naturels et efficaces. D'un point de vue personnel, je planifie de petites vacances de printemps avec mon amoureux à Lisbonne – et j'ai aussi un projet de livre qui mêle cuisine, forêt et petites saynètes de vie dans une grande maison de campagne.

Pourquoi t'es-tu lancée dans l'univers des jus ?

Le jus de légumes frais est un produit tout à fait fascinant. Il permet de concentrer et d'assimiler une quantité de légumes crus qu'il serait difficile d'absorber sous la forme solide. Les jus frais pressés à froid Atelier Nubio sont tellement riches en micronutriments que les allégations micronutritionnelles que nous pouvons leur associer sont infinies : vitalité, énergie, beauté... Ce sont de vraies potions magiques ! J'ai eu envie de me lancer dans les jus pour les faire connaître. Quand nous avons commencé tout début 2014, le besoin était bien là, car nous avons tout de suite rencontré nos clients et nos clientes. Une chance pour deux entrepreneuses « de l'extrême » !

L'alimentation saine, les jus et la détox font-ils partie de ton lifestyle aujourd'hui ? Quelles sont tes habitudes alimentaires saines incontournables de tous les jours ?

La détox est une expérience sur soi et un cheminement de toute une vie. Ce qui peut convenir à une personne ne convient peut-être pas à une autre ! Le plus important est d'être ouvert à l'expérimentation, prêt à tester des choses et à voir comment on fonctionne mieux (il peut s'agir d'alimentation, mais aussi de sommeil, d'exercice physique, de rythme, etc.). La cure détox de jus est un bon déclencheur, car elle incite à changer, sur un temps très court (de un à cinq jours), ses habitudes de façon radicale. On a aussi beaucoup plus de temps pour se poser la question de ce qui nous fait du bien ou pas, et pour commencer de nouvelles pratiques (méditation, yoga, massage, lecture, etc.). Les bienfaits après la cure encouragent bien sûr à adopter un mode de vie qui nous convient mieux.
J'ai toujours eu l'obsession du bon produit et de la cuisine maison, inculquée par mon enfance très green et bohème en pleine nature. Mais j'ai énormément évolué depuis que j'ai lancé Atelier Nubio. Ce qui me convient le mieux : une alimentation plant-based et bio, beaucoup d'eau, le minimum d'excitants (sucre, café et vin), de la lecture, de la nature – et du temps avec ceux et celles que j'aime.

Quels sont tes trois gestes détox personnels ?

Boire beaucoup d'eau pure (je rêve d'un système de filtre à eau !) et d'infusion, me coucher tôt, éliminer sucre, alcool et café. Je pratique aussi le nauli le matin, je me nettoie la langue avec un gratte-langue et le nez avec un lota.

Pour quelqu'un qui n'a jamais fait de cure détox, quels sont tes conseils ?

Avoir envie et ne pas avoir « peur » d'avoir faim. C'est bien de retrouver la sensation de faim, de l'apprivoiser – on ne va pas défaillir au moindre gargouillis. Il faut considérer la cure détox comme un grand soin que l'on s'accorde ! Les cures de jus Atelier Nubio sont une pause régénérante qui associe détox et grande cure de micronutriments (ces cures sont très différentes sur ce point des jeûnes et des monodiètes).

De façon générale, combien de cures détox par an conseillerais-tu à un adulte sans problèmes de santé majeurs, et comment s'y prendre concrètement pour préserver et optimiser sa vitalité ?

Les cures de jus que nous proposons sont très courtes. Je conseille des cures de deux ou trois jours tous les mois ou tous les deux mois. Il est important d'en planifier régulièrement, c'est comme le sport : la première session est un peu difficile, mais on sent que ça fait du bien. Et pour des effets sur le long terme, il est nécessaire de s'y adonner souvent !

Quelle est ta vision de la beauté ?

La beauté n'est pas une vérité. Ce sont les pensées que nous avons de nous-mêmes qui nous rendent beaux (ou pas). Si nous pensons que nous sommes laids, c'est cette image que nous allons renvoyer aux autres. La beauté, c'est se penser beau. La beauté est très subjective, le charme est plus puissant !

Peux-tu partager avec nous ta routine beauté ?

Bien dormir, bien respirer, rire, passer du temps seule et avec les autres. Me sentir bien où je suis, maintenant. Je pense que 90 % de la beauté « plastique » passe par l'alimentation et le mode de vie.
J'aime aussi prendre soin de moi avec des cosmétiques purs et adaptés à ma peau et à la saison. Je nettoie bien ma peau avec de l'huile de chanvre, un savon très pur (Alaena) et une éponge konjac. J'utilise aussi, depuis peu de temps, un exfoliant trois à quatre fois par semaine. J'applique ensuite une huile végétale (en ce moment une huile à la grenade) et de l'aloe vera. Je m'offre de temps en temps un facial, davantage pour l'effet relaxant que pour les rides !

Ton conseil ultime pour plus de glow ?

Faire l'amour, courir, rire, boire beaucoup d'eau et de jus de légumes. Et vivre intensément en prenant des risques – l'immobilisme ternit.

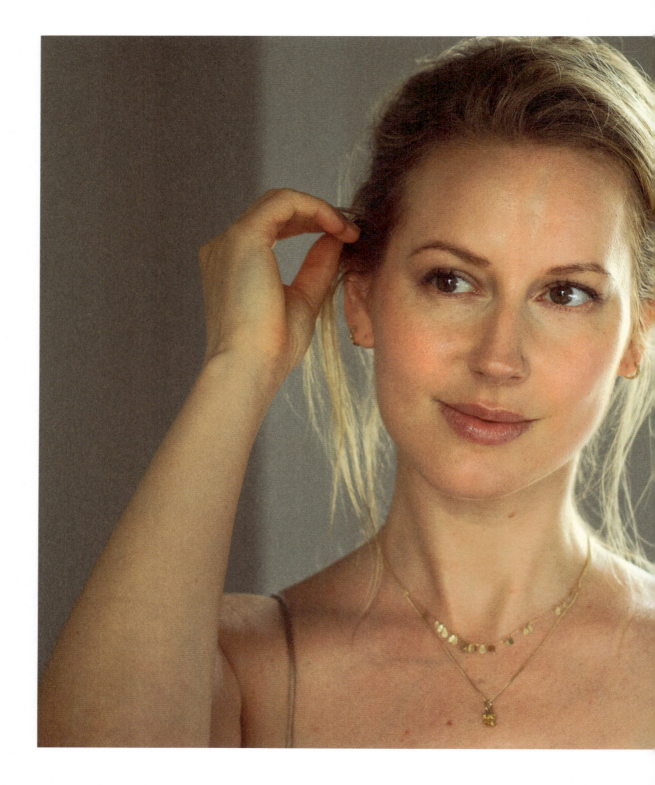

L'OUTER GLOW

OU COMMENT SUBLIMER LA BEAUTÉ EXTÉRIEURE

Maintenant que vous avez intégré quelques bons réflexes pour prendre soin de votre intérieur, il s'agit de s'occuper de l'extérieur. Et si l'alimentation peut être une grande source de plaisir quand elle est gourmande et saine, il en est de même des soins beauté. Prendre le temps, dans la salle de bains, pour appliquer des crèmes, des huiles, des baumes, des masques, etc., qui vont nourrir votre peau et vous faire du bien. Quel délice ! Dans cette partie, je vous explique donc comment traiter votre peau, au cas par cas, selon ses besoins propres, et je vous livre de nombreuses recettes de produits à base d'ingrédients naturels pour un spa maison qui vous aidera à sublimer votre glow.

PRENEZ SOIN DE VOTRE PEAU
en toute simplicité

Plus jeune, j'adorais essayer tous les soins de beauté aux jolis packagings et à la promesse d'une peau parfaite. J'adore toujours, mais aujourd'hui, je sais que les meilleurs produits de beauté du monde sont quasi inutiles pour la peau si nous ne pensons pas d'abord à notre hygiène de vie ! Revenons donc aux bases – et souvent au naturel – pour répondre aux besoins fondamentaux de la peau.

> **GLOW MANTRA**
> *Less is (often) more.*

APPRENEZ À RESPECTER VOTRE PEAU

La peau reflète notre santé et manifeste souvent nos déséquilibres intérieurs. C'est notre plus gros organe, composé de deux tissus principaux : l'épiderme, qui est la couche extérieure, et le tissu conjonctif, composé du derme et de l'hypoderme. C'est un organe en constante interaction avec l'extérieur et l'intérieur, une barrière de protection importante contre l'entrée des micro-organismes et les agressions environnementales variées, donc il faut en prendre soin pour préserver l'équilibre interne. Le premier geste pour rétablir l'équilibre de la peau, c'est d'arrêter de l'agresser tous les jours. Arrêter par exemple d'utiliser des produits non compatibles avec notre peau ou de la traiter avec des gestes brusques (trop frotter, trop traiter, trop laver, etc.). Respecter sa peau, son rythme et ses fonctions naturelles est la clé. Mes gestes beauté changent tout au long de l'année, en fonction du temps, des saisons et de mon état de santé. La meilleure chose à faire est d'apprendre à observer sa peau et d'adapter les soins chaque jour en fonction de ses besoins. Quand la peau tiraille, elle a besoin de plus d'hydratation et peut-être de molécules plus nourrissantes. Si elle brille trop, allez-y mollo sur la crème nourrissante sans pour autant oublier l'hy-

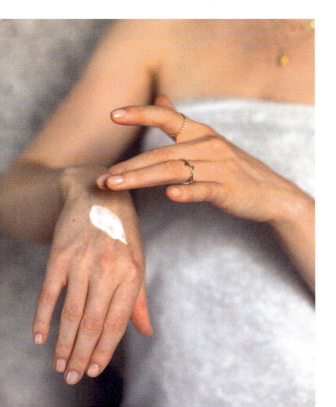

dratation. Ensuite, nous utilisons souvent beaucoup trop de produits qui, au final, vont plus fragiliser et déséquilibrer notre peau qu'autre chose.

N'oublions pas non plus que la peau « mange » elle aussi. Elle absorbe ce que nous lui appliquons, et les substances nocives atteignent plus vite la circulation sanguine que des toxines avalées par la bouche, dans la mesure où il n'y a pas le même système de barrière et de filtration. Pour cette raison, j'utilise souvent des produits 100 % bruts et naturels sans additifs, comme les huiles végétales, en application sur le visage, le corps et les cheveux.

En cas de doute, simplifiez et travaillez toujours progressivement avec votre routine beauté pour de meilleurs résultats.

LES COMPOSANTS À ÉVITER

- Alcool isopropylique (lotions, parfums, démaquillants)
- Aluminium (dentifrices, déodorants)
- Colorants synthétiques
- Formaldéhyde (conservateur présent dans le vernis, toxique par inhalation)
- Huiles minérales (tous les dérivés pétrochimiques)
- Parabènes (crèmes, lotions)
- Parfums synthétiques
- Phtalates (parfums, vernis)
- Propylène glycol (solvant dans les lingettes ou les démaquillants)
- Silicones (crèmes hydratantes, shampoings)
- Sulfates de laureth de sodium (shampoings, savons)
- Toluène (solvant dans les parfums)
- Triclosan (ingrédient « antibactérien » dans les savons)

LES DIX PRODUITS INCONTOURNABLES DE VOTRE SALLE DE BAINS (ET DE VOTRE CUISINE)

La nature est souvent ce qui est le plus efficace pour nous soigner et pour nous embellir ! Les plantes sont nos meilleures amies beauté et même les grandes marques très « sophistiquées » ont, pour la plupart, des formules à base de plantes… Voici dix produits extra à garder chez vous :

/ *Le bicarbonate de soude alimentaire*

Remarque mise en page : mettre des petites puces noires pour les tirets de cette partie
J'ai toujours à la maison ce produit multifonction pour :
— nettoyer en profondeur et « blanchir » mes dents 1 à 2 fois par semaine : une pincée sur la brosse à dents suffit ;
— remplacer, dans mes recettes véganes, la levure chimique : à associer avec un peu de vinaigre de pomme, par exemple ;
— faire un gommage naturel et doux : mélanger une demi-cuillère à café avec de l'eau tiède jusqu'à obtenir une pâte lisse et masser délicatement le visage pendant 1 minute, avant de rincer à l'eau tiède et d'appliquer un masque hydratant et apaisant ;

— prendre des bains détox et favoriser le relâchement des muscles : en ajouter environ 500 g dans un bain et rester 20 à 30 minutes.

/ Le miel de manuka

C'est un produit quasi miraculeux pour l'intérieur et l'extérieur. Je l'utilise :
— en masque de beauté, à poser pendant 15 minutes sur un visage propre pour ses vertus cicatrisantes, purifiantes, adoucissantes ;
— sur de petits bobos ou des irritations, pour son effet de cicatrisation puissante ;
— en cas de rhume ou de grippe pour ses vertus antibactériennes, antivirales ;
— en prévention pour renforcer mon système immunitaire, à raison de 1 à 2 cuillères à café par jour.

/ Le citron

Il est l'aliment détox par excellence :
— dans mes boissons, sur mes plats pour un boost en vitamine C, pour ses effets détox et pour favoriser la bonne digestion ;
— pour un masque de beauté purifiant et antitache : en mélanger 1 cuillère à soupe avec 1 cuillère à soupe de miel, l'étaler sur le visage et laisser poser 10 minutes, avant de retirer le mélange avec de l'eau tiède et de bien hydrater la peau ;
— pour éclaircir mes cheveux : en répartir bien sur les cheveux, laisser sécher au soleil et rincer ensuite.

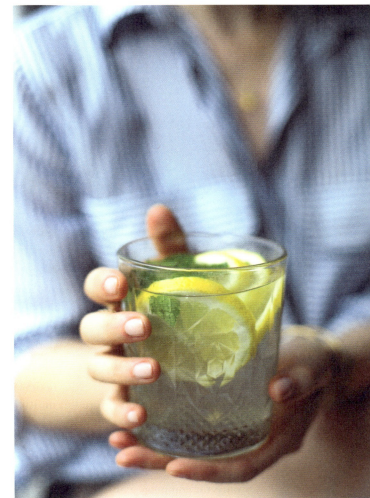

/ L'huile de sésame

L'huile de sésame (nature et non grillée), très riche en antioxydants et en acides gras, favorise la régénération de la peau. Je l'utilise :
— sur ma peau après la douche pour hydrater et nourrir. Elle est particulièrement adaptée l'hiver ou quand j'ai froid ;
— comme masque dans mes cheveux, qui en sont nourris en profondeur : à appliquer sur les longueurs et le cuir chevelu (car elle favorise la microcirculation sanguine) et à laisser poser toute une nuit, en pensant, le lendemain matin, à faire 2 ou 3 shampoings pour bien ôter l'huile ;
— dans mes salades pour son apport très intéressant en vitamine E, cette véritable vitamine « beauté » qui favorise une belle peau souple et lutte contre le vieillissement prématuré, ainsi que pour ses antioxydants sésamine et lécithine qui favorisent le bon fonctionnement cognitif et nerveux.

/ L'huile de ricin

C'est l'huile à tout faire ! Ancien remède santé et beauté qui a fait ses preuves et que j'utilise religieusement :
— pour faire des purges de temps en temps (eh oui, en interne, c'est le niveau avancé !) : il s'agit de prendre 2 à 4 cuillères à soupe à jeun, puis de rester tranquillement chez soi sans manger ni boire avant d'avoir bien éliminé (parlez-en avec votre thérapeute de santé naturelle avant de vous lancer) ;
— pour faire des masques sur mes cheveux : cela les renforce et favorise la repousse ;
— pour faire des cataplasmes sur le bas-ventre : c'est efficace pour détoxifier le corps et, en cas de mal de ventre ou de mauvaise digestion, on peut l'utiliser en cure ;
— pour embellir et renforcer mes ongles ou mes sourcils, en les massant matin et/ou soir avec l'huile ;
— pour atténuer des cicatrices, diminuer les rides, ainsi que les taches de vieillesse ;
— en masque anti-acné : en masser soigneusement sur une peau propre et dormir avec, avant de nettoyer le lendemain matin avec un produit doux.

/ Le vinaigre de cidre

Il s'agit du seul vinaigre que j'utilise, car le vinaigre est très acidifiant pour le corps. Mais celui-là possède de très nombreuses vertus santé, beauté et minceur ! Je l'utilise par exemple :
— dans le bain pour détendre les muscles ou me soulager en cas de crampes : en verser 750 ml pour 10 litres d'eau chaude ;
— comme allié minceur, car l'acide acétique agit comme coupe-faim naturel, aug-

mente le métabolisme et diminue la rétention d'eau : en verser 2 cuillères à soupe dans un verre d'eau 15 minutes avant les repas ;
— pour soulager la digestion et notamment les spasmes intestinaux : en ajouter environ 2 cuillères à soupe dans un verre d'eau ;
— pour apaiser un mal de gorge : en mélanger ¼ de verre dans ¼ de tasse d'eau tiède et se gargariser toutes les heures avec.

/ *La tisane de camomille*

Elle est apaisante pour les systèmes nerveux et digestif, soulage en cas d'insomnies, de douleurs articulaires, d'aphtes, de mal de gorge… Les plantes aux mille vertus, j'adore ! J'utilise le plus souvent la camomille pour :
— me détendre le soir et favoriser un bon sommeil ;
— atténuer mes cernes et le regard fatigué, avec deux sachets d'infusion à la camomille sur chaque paupière. Laisser d'abord les sachets infuser dans de l'eau bouillie pendant 2 minutes, ensuite les laisser refroidir au congélateur ou au réfrigérateur pour obtenir un effet décongestionnant, et pour finir, les laisser agir au moins 10 minutes. C'est super efficace !

/ *L'avocat*

Il est l'aliment fétiche de ma cuisine, parce que c'est un véritable super-aliment qui en plus est délicieux… Je l'utilise :
— en interne pour faire le plein d'antioxydants, de vitamines, de minéraux, d'acides gras essentiels et d'acides aminés : c'est un cadeau de la nature en matière de nutrition et un aliment incontournable pour la beauté de la peau, des cheveux et des ongles ;

CRÈME CHOCOLATÉE VÉGANE

- ½ AVOCAT
- 1 BANANE BIEN MÛRE
- 1 À 2 C. À C. DE CACAO CRU
- 1 C. À S. DE MIEL OU DE SIROP D'AGAVE

Grâce à l'avocat, cette crème chocolatée sera prête en trois minutes !

1 — Mélangez le tout dans un blender pour obtenir une crème lisse, c'est prêt !

- en masque beauté hydratant, nourrissant et apaisant : l'utiliser seul, ou en mélanger avec un peu de miel et/ou de yaourt nature et laisser poser 10 à 20 minutes ;
- pour les préparations végétales healthy. C'est le top, cela donne de la texture et un côté gourmand aux recettes sucrées, par exemple : plus besoin d'utiliser du beurre ou de la crème !

/ *L'aloe vera*

C'est ma plante indispensable pour nous soigner ma famille, mes clients et moi. C'est une vraie plante miracle, une plante médicinale très bénéfique pour le bien-être général. Je l'utilise tout au long de l'année :
- en cure interne pour assainir le tractus intestinal, réparer la paroi, ainsi que nourrir les cellules. C'est un multivitamines extraordinaire qui contient tout ce dont notre corps a besoin : pratiquer des cures de 1 à 3 mois, en prenant 30 à 60 ml à jeun selon ses besoins ;
- sur la peau en guise de sérum cicatrisant, régénérant, hydratant. Rien de mieux pour apaiser une peau irritée, après une journée au soleil ou en cas d'acné ou d'impuretés !

/ *Le thé vert*

Il s'agit de ma boisson stimulante préférée. Elle apporte beaucoup d'antioxydants, qui aident à détoxifier l'organisme et à lutter contre la rétention d'eau. Elle stimule aussi le métabolisme et favorise la sensibilité à l'insuline. Je l'utilise :
- en buvant 1 à 2 tasses par jour en général, pour un coup de boost plus doux que le café et pour toutes les raisons mentionnées ci-dessus ;
- en tonique spécial éclat, idéal le matin pour se réveiller et créer du glow pour la journée !

LES SOINS ET GESTES HYPER GLOW

- **Les huiles végétales** sont précieuses pour notre routine anti-âge : seules ou en dernière étape de la routine de soins, elles nourrissent et hydratent la peau en profondeur. L'idéal serait de les utiliser avec le geste d'automassage pour simultanément oxygéner et stimuler la peau.
- J'utilise souvent **le gel d'aloe vera** pur pour apaiser, cicatriser et hydrater la peau. Je l'applique en guise de sérum ou comme soin de nuit pendant l'été si le climat est très humide. En hiver, c'est l'un des deux sérums de ma routine : l'aloe vera pour bien apaiser, puis un sérum par exemple à l'acide hyaluronique pour optimiser l'hydratation.

— **Les ampoules d'oligoéléments** sont d'une grande aide pour traiter certaines problématiques. Vous pouvez, par exemple, imbiber un coton avec du zinc, le matin après le tonique et avant la crème de jour, pour son effet astringent et assassinant. Votre peau aura des pores resserrés et moins de brillance dans la journée. Le soir, appliquez du manganèse avant la crème de nuit pour son effet cicatrisant et apaisant.

— Il est indispensable d'utiliser **une bonne protection solaire** pour protéger la peau des agressions externes. Elle pourra ainsi se réparer, au lieu de lutter contre les agressions extérieures dans la journée.

— **Les masques** sont la clé pour chouchouter notre peau. Très régulièrement, je pratique des cures de masques hydratants, et cela, tous les soirs pendant quelques semaines, mesurant la durée en fonction de l'état de ma peau, de la température, etc. Une application hebdomadaire est une recommandation vraiment très light par rapport aux besoins de la peau. Pour un vrai effet glow, mieux vaut chouchouter sa peau de façon plus régulière. En hiver ou quand la peau est particulièrement déshydratée, une fois par jour ne sera pas de trop. Cependant, je ne dors pas ou rarement avec. Je laisse poser 15 minutes à 1 heure en fonction de mon emploi du temps, de mon envie et de mes besoins, puis je l'enlève pour finir avec un sérum hydratant ou anti-âge et/ou crème. Cette cure d'hydratation profonde est le geste beauté extérieur qui a le plus d'impact positif sur ma peau !

> **GLOW MANTRA**
>
> *Faites autant attention à ce que vous mettez dans votre corps qu'à ce que vous mettez sur lui… Votre intérieur et votre extérieur ne sont qu'un.*

— **Pressez et tamponnez délicatement les produits** contre la peau pour optimiser la pénétration, ne lissez pas rapidement un tonique ou une crème. Si vous prenez le temps d'appuyer, votre peau profitera mieux des actifs du soin.

— **Changez régulièrement votre routine,** en alternant les produits. Ainsi, vous apporterez des actifs différents, vous nourrirez et soignerez mieux votre peau. Exactement comme pour votre corps et votre alimentation, la peau aime

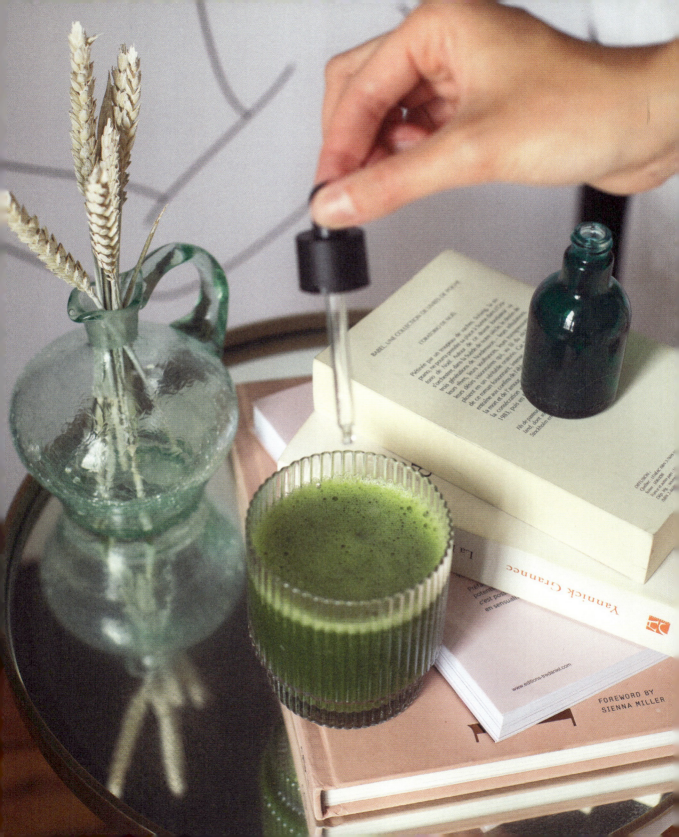

la variation. Mais attention, je ne parle pas du changement permanent : il ne s'agit pas de tester vingt nouveaux produits par semaine, loin de là ! Gardez par exemple une routine pendant 2 ou 3 mois, puis changez pour varier les apports en actifs tout en observant la peau pour déterminer ses besoins du moment. Et ne changez pas nécessairement tout d'un coup, mais seulement un ou deux de vos sérums ou de vos crèmes pour varier les actifs.

— **N'oubliez pas le cou et le décolleté** : avec le visage, ce sont les zones les plus sensibles où la peau se fragilise et vieillit le plus vite. Ce que vous appliquez sur votre visage, appliquez-le aussi sur votre cou et votre décolleté.

— **Les mains** sont aussi une zone très exposée. Pour les préserver, hydratez-les plusieurs fois par jour et appliquez votre protection solaire aussi sur le dos de vos mains. Vous pouvez garder une petite crème pour les mains avec une protection solaire dans votre sac à main, pour une application facile dans la journée.

— **Ne touchez jamais votre visage dans la journée** sauf si les mains sont parfaitement propres. Et ne touchez surtout pas vos boutons… (Je sais que c'est tentant, mais résistez !) Cela ne fait qu'aggraver la situation.

— **Ne vous couchez jamais sans avoir ôté toutes les traces de votre journée** : maquillage, pollution, transpiration, etc. C'est le geste beauté numéro un pour préserver la peau. Même si vous rentrez à 3 h du matin, ne vous couchez pas le visage sale ! Sinon, ce sera impuretés et vieillissement prématuré garantis.

LES ACTIFS CLÉS EXPLIQUÉS PAR TATA HARPER

Pour votre routine belle peau, vous ne pourrez pas vous passer de quelques actifs pour optimiser les soins que vous lui offrez. Mais il existe tant d'actifs cosmétiques sur le marché qu'il est facile de s'y perdre. Une des top références de la beauté clean, Tata Harper, fondatrice de la marque du même nom, présente les actifs cosmétiques à utiliser quand on veut élever sa routine beauté to the next level. *« Il y a plusieurs technologies émergentes basées à la fois sur des plantes et des végétaux marins, pour contrecarrer les effets du vieillissement souvent prématuré de la peau. En matière d'anti-âge naturel, ces actifs "no-tox" comme les neuropeptides et les algues se révèlent de plus en plus utilisés dans les nouveaux soins les plus pointus »*, affirme-t-elle. Voyons quels sont ces actifs.

/ *Les neuropeptides*

Les peptides, en général, constituent une nouvelle technologie en matière de soin de la peau. Cependant, les peptides les plus connus sont synthétiques. Les peptides naturellement dérivés sont également extrêmement efficaces. Par exemple, la lavande espagnole stimule les neuropeptides qui ont un effet de Botox, bloquant la contraction des fibres musculaires humaines de 95 %. Cet effet est immédiat et diminue la profondeur des rides dans l'heure qui suit.

/ Les algues

L'océan est si vaste et nous commençons seulement à comprendre les avantages des actifs marins. Parmi les centaines d'espèces d'algues connues, les macroalgues et les microalgues ont démontré leur efficacité dans tous les domaines, de l'hyperpigmentation éclaircissante à la réduction des rides. Les microalgues protègent les mitochondries de la cellule en augmentant l'élimination des molécules nocives, aident à réduire les poches sous les yeux, à raffermir la peau, ainsi qu'à réduire les rides. Les macroalgues comme les algues brunes rétablissent l'intégrité structurelle des cellules cutanées en diminuant de 79 % la production de progérine dans les cellules vieillissantes, ce qui préserve les tissus cutanés du vieillissement accéléré.

Parmi les actifs, les acides ont une place de choix. Tata Harper nous explique les bienfaits de ses 3 acides préférés – des acides hydroxy –, nos alliés glow incontournables. « *J'intègre toujours des acides dans mes protocoles beauté. Ils agissent tous de manière légèrement différente, et sont extrêmement utiles pour maintenir le teint sain et éclatant* », insiste-t-elle.

/ Les AHA – (Alpha Hydroxy Acids)

Ils comprennent les acides glycolique, lactique et citrique – connus comme des acides de fruits.
Les AHA sont solubles dans l'eau et agissent sur les couches supérieures de la peau pour favoriser le renouvellement cellulaire et éliminent les cellules mortes

> **" *Je pense que la peau hydratée est ce qui contribue le plus à l'éclat. Lorsque votre peau est hydratée, elle réfléchit plus de lumière et semble plus saine !* "**
> — **Tata Harper**

GLOW MANTRA

de la peau afin d'éliminer cette couche superficielle terne de la peau. Ces acides sont particulièrement utiles pour les personnes à la peau grasse, mais peuvent être utilisés par presque tous les types de peau, sauf les peaux les plus sensibles. Différents types d'AHA présentent des avantages secondaires supplémentaires, tels que l'éclaircissement, la réduction des rougeurs, la texture de la peau, et même la prévention de la pigmentation.

/ Les BHA – (Beta Hydroxy Acid)

La plus courante est l'acide salicylique. Les BHA sont solubles dans l'huile, ce qui signifie que ces acides peuvent traverser les pores obstruant l'huile et la saleté et peuvent agir à la fois sur la couche supérieure de la peau et à un niveau plus profond. Le BHA convient particulièrement aux peaux à tendance acnéique ou aux personnes préoccupées par les points noirs. Les BHA ont de nombreux autres avantages : ils réduisent les rougeurs et l'inflammation, réduisent les pores et les points noirs, réduisent la pigmentation et minimisent les rides.

/ Les PHA - (Poly Hydroxy Acids)

Le PHA (par exemple la gluconolactone) est similaire au AHA, en ce sens que les deux dissolvent les cellules mortes à la surface de la peau. Cependant, la principale différence est que les PHA sont des molécules plus grosses, ce qui signifie qu'elles ne peuvent pas pénétrer la peau aussi profondément, ce qui en fait le plus doux des trois acides hydroxy. Les PHA travaillent juste à la surface de la peau sans perturber la barrière cutanée ni les couches plus profondes, ce qui en fait la meilleure option pour les personnes avec une peau très sensible, car elle permet une exfoliation chimique avec une irritation minimale.

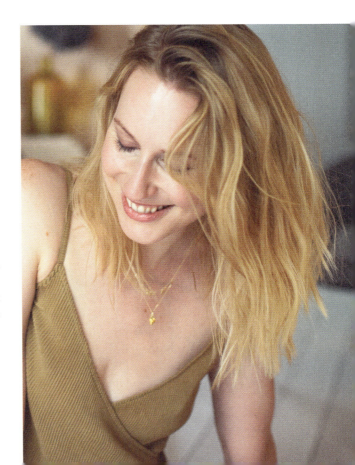

SEASONAL GLOW

AU PRINTEMPS

On purifie et on se reconnecte avec la nature !

La vie reprend dans la nature et c'est le moment aussi de réveiller notre peau ! Pour favoriser la détox du printemps, il est indispensable de faire travailler nos glandes sudoripares et sébacées, situées dans la peau, pour évacuer nos déchets. On en profite pour :

— **se mettre au sauna** qui, par des alternances de chaleur sèche et de douches froides, va nous permettre de faire circuler nos liquides et de favoriser les éliminations ;

— **se mettre ou se remettre aux activités sportives** en extérieur ;

— **approfondir** notre grand nettoyage de printemps et ainsi embellir la peau. On profite du retour de la douceur pour se lancer dans une cure détox ;

— **consommer les aliments détox et diurétiques naturels** que la nature nous offre, comme les asperges, les cerises, les fraises, le persil, le pissenlit et le radis rose ;

— **alléger ses repas,** avec notamment plus de crudités pleines d'enzymes vivantes qui nous aideront à regagner en vitalité et en beauté. On mange de plus petites portions et on n'oublie surtout pas les bons acides gras pour continuer à nourrir la peau depuis l'intérieur. Pourquoi ne pas en profiter pour basculer vers une alimentation plus végétale, avec plus de micronutriments dans chaque assiette pour avoir le corps et l'esprit plus légers ?

— **se débarrasser des cellules mortes** et faire de bons gommages de son corps sous la douche et, pourquoi pas, un peu de brossage à sec avant de se laver ?

Voici une recette simple pour un gommage apaisant sous la douche : mélangez 1 de verre de sel, 1 de verre d'huile de coco et 10 gouttes d'huile essentielle de lavande fine.

Quant au brossage à sec, il s'agit d'une excellente pratique pour faire bouger la lymphe. Pratiquez-la pendant 5 minutes avant de prendre votre douche le matin ou le soir. Votre peau doit être sèche pour un effet plus profond. Utilisez des gants de crin ou une brosse (choisissez une qualité naturelle de préférence pour mieux chouchouter votre peau). Massez votre peau avec des mouvements circulaires de bas en haut. Évitez le visage. Vous aurez une peau satinée et votre système lymphatique sera stimulé à merveille !

— **insister plus sur notre protection solaire !** Il est bien plus facile d'agir en prévention que de réparer après ;

— **profiter de la lumière du matin** pour bouger plus (eh oui, c'est la saison du dynamisme, le corps ne réclame que ça pour permettre à la lumière d'harmoniser notre cycle circadien et nos hormones. Prendre la lumière tôt favorise plus d'énergie et un meilleur sommeil.

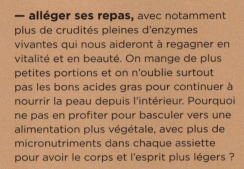

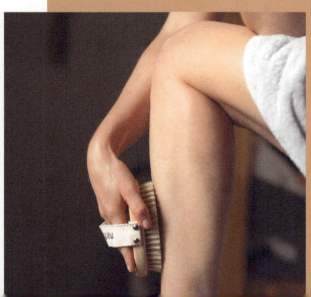

On hydrate et on apaise.

— Entre le soleil, le vent, le sable, le chlore de la piscine ou l'eau salée, la peau est mise à rude épreuve. **Mettez l'accent sur l'hydratation** en vous faisant des masques d'aloe vera. Un autre soin parfait pour l'été est l'huile de coco, avec ses vertus hydratantes et rafraîchissantes. Dans l'ayurvéda, on conseille surtout cette huile pendant la saison chaude. Vous pouvez l'utiliser pour masser votre corps, votre visage, et en faire un masque pour vos cheveux.

— **C'est la saison des puissants aliments beauté.** Les fruits rouges apportent une abondance d'hydratation et d'antioxydants pour protéger la peau. Le melon et la pastèque sont également des aliments profondément détoxifiants et hydratants pour les cellules. Vous vous souvenez ? Manger son eau est la meilleure façon d'hydrater les cellules !

— **N'oubliez pas de vous hydrater plus que d'habitude.** Le corps perd souvent plus d'eau en été, alors veillez à bien réhydrater les cellules régulièrement dans la journée. C'est bien plus efficace que de boire une grande quantité d'eau 2 ou 3 fois par jour !

— **Faites plus de repas constitués uniquement de fruits et/ou de légumes,** avec un focus sur le cru ! En été, on se débarrasse des déchets et des kilos accumulés pendant la saison froide. C'est le rythme de la nature, ces variations sont normales. Alors plus on peut accompagner ce flux naturel, plus on se sentira bien et en phase avec soi – et avec la vie !

— Pour éviter les jambes lourdes et le gonflement général (pour éviter aussi les poches sous les yeux !), essayez de bien **diminuer le sel,** car il a notamment pour effet de retenir de l'eau dans le corps. Privilégiez plutôt les herbes aromatiques, si riches en micronutriments et anti-inflammatoires.

— **Apaisez également vos tissus en surchauffe** avec des douches froides. Essayez au moins de finir la douche avec 2 minutes de jet d'eau froide sur le bas du corps : cela fait un bien fou pour la circulation et aura un effet raffermissant sur votre peau.

— Si votre peau manifeste plus d'impuretés avec l'accumulation de transpiration, de produits solaires et autres, **essayez des masques purifiants** plusieurs fois par semaine si nécessaire, toujours suivis par un soin hydratant. L'été est aussi la période où vous pouvez souvent vous permettre d'utiliser un gel nettoyant à la place de votre lait, par exemple. Notez que les acides de fruits type AHA (acides alpha-hydroxylés) dans un soin de nuit permettent de garder la peau plus nette et lisse en été. Attention : ne les utilisez surtout pas la journée avec l'exposition au soleil.

— **Profitez aussi des vacances pour vous faire masser.** En plus de calmer le système nerveux, cela permet de gagner en énergie, de faire circuler le sang et la lymphe, et ainsi de continuer le drainage commencé au printemps.

EN AUTOMNE

SEASONAL GLOW

On équilibre.

Après la saison du dynamisme, il est temps de ralentir ! C'est le moment de mettre à profit toute l'énergie emmagasinée pendant l'été et de mettre en place de bonnes pratiques équilibrantes pour l'automne.

— Il sera toujours intéressant de faire **une dernière détox** pour bien préparer la saison froide et booster ses défenses immunitaires.

— L'alimentation devient de nouveau un peu plus chaude et réconfortante, avec des légumes-racines et des repas cuits qui nous ancrent. Mais attention, réconfortant ne rime pas avec malbouffe ! **Évitez les plats trop riches,** industriels, et concentrez-vous toujours sur les légumes, les bonnes huiles et les protéines végétales. Simplement, réchauffez-les plus, et vos portions seront éventuellement légèrement plus copieuses. Les aliments riches en nutriments essentiels, parfaits en automne, sont par exemple la betterave, le brocoli, la carotte, le chou, la citrouille, la courge, la poire ou encore la pomme. Faites des veloutés, de bons ragoûts végétaux, des compotes : ce sera délicieux, réconfortant et nourrissant.

— **Prenez aussi soin de votre peau** qui a souffert pendant l'été, pourquoi pas avec un sauna-hammam suivi d'un bon gommage.

— **Le brossage à sec** est toujours une alternative intéressante. Utilisez ensuite des soins hydratants plus nourrissants pour votre corps (crème ou huile).

> **GLOW TIP**
>
> **Notez qu'en préparation pour l'hiver plus votre peau sera hydratée, plus elle sera résistante aux températures basses et au climat sec.**

— **Commencez à ajouter des soins plus nourrissants** dans votre routine beauté pour repulper et protéger votre visage. Quelques gouttes d'huile végétale d'argan ou d'avocat dans votre crème de jour pourront être une solution idéale.

— **Les tisanes** sont aussi des alliées bien-être et beauté pour accompagner la transition vers la saison froide. Les plantes, comme le thym et le romarin, sont top pour renforcer l'organisme et soutenir le foie. Réchauffer le corps depuis l'intérieur sera important pour votre équilibre. Attention : buvez vos tisanes à température buvable, jamais trop chaudes pour préserver votre système digestif.

— Avec la température qui baisse, **utilisez un maximum de soins doux** pour le visage et le corps. Revenez par exemple au lait ou à la crème nettoyante. Faites aussi une cure de masque hydratant tous les soirs pendant quelques semaines pour la réparer et la renforcer après l'été.

EN HIVER

SEASONAL GLOW

On nourrit.

À l'image des animaux qui hibernent, l'hiver nous invite à économiser notre énergie un maximum. C'est la période avec le moins de lumière. Alors il faut accepter que l'énergie baisse.

— **Surtout, on s'écoute et on accepte que le rythme ralentisse !** On essaie de se reposer le plus possible et de se coucher tôt pour aider le corps à lutter contre les multiples agressions de l'hiver.

— **On en profite pour se réchauffer** grâce à de bons bains tièdes relaxants, mais aussi pour faire du sauna, qui nous permet de mieux transpirer.

— Malgré l'absence de soleil, **on se remplit d'énergie** au contact de la nature : en forêt, en montagne ou à la mer.

— **Pour les repas, on continue à se réchauffer avec des tisanes, des soupes, des veloutés riches en légumes et des plats chauds faits maison** à base de produits naturels et bruts. La carotte, la courge, l'oignon, la patate douce, le potiron : voilà autant d'aliments riches en micronutriments et faciles à cuisiner de multiples façons. Ces aliments orange sont en plus riches en vitamine A, extra pour garder la peau saine et jolie en hiver. Attention pour certaines personnes sensibles ou particulièrement fatiguées à ne pas commencer la journée par des fruits crus au risque de se refroidir.

— **Les épices et racines** comme la cannelle, la cardamome, le curcuma ou encore le gingembre sont de bons alliés pour ajouter du goût, lutter contre l'inflammation et booster le métabolisme naturellement.

— **Les bons acides gras** seront indispensables dans l'alimentation pour une peau bien nourrie et résistante, mais également pour l'équilibre émotionnel et nerveux. N'hésitez donc pas à augmenter légèrement la ration d'huiles vierges bio : cela favorisera aussi une énergie plus stable pour limiter le grignotage.

— **On arrête l'huile de coco,** trop rafraîchissante, et on adopte l'huile de sésame pour chouchouter sa peau et ses cheveux. C'est l'huile la plus nourrissante et la plus réchauffante que la médecine ayurvédique recommande en hiver pour bien prendre soin de sa peau et s'équilibrer.

— Pour moi, **un soin hydratant avec de l'acide hyaluronique** devient incontournable pour avoir une peau bien hydratée qui résiste aux agressions extérieures (en plus d'un soin nutritif à l'huile pour sceller l'hydratation).

ROUTINE QUOTIDIENNE

RITUAL GLOW

Comme avec tout, quand on veut obtenir un résultat, c'est la régularité qui jouera en votre faveur : le fait de suivre une routine matin et soir avec soin sera mille fois plus efficace que d'essayer de se rattraper avec des soins en institut de temps en temps. Et n'ayez pas peur d'essayer des produits différents si vous n'êtes pas satisfait. Nous sommes tous différents, et votre peau ne va certainement pas réagir à la nouvelle crème miracle exactement de la même façon que celle d'une autre personne. Il faut être patient et tester pour trouver ce qui nous convient le mieux. Mais laissez quand même à votre soin ou à votre crème une chance, vu que la peau met 4 à 6 semaines à se renouveler. Inutile de changer de soin toutes les semaines !

Une routine belle peau optimisée respecte ces deux objectifs : les journées devraient maximiser l'hydratation et la protection, tandis que les soirées et les nuits devraient être consacrées au fait de nourrir et réparer. Des soins et des actifs bien ciblés la nuit en synergie avec une bonne hydratation optimisent notre glow pour le lendemain ! Sur vingt-quatre heures, l'activité naturelle de votre peau se déroule en 4 phases. Les voici !

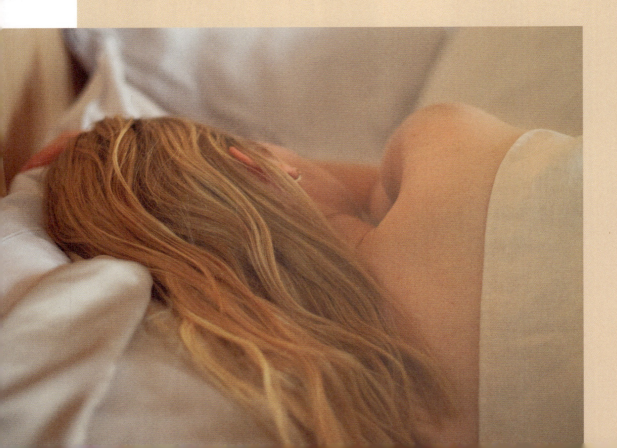

— **Tôt le matin :** Le niveau d'activité de la peau et son hydratation sont au plus bas, car elle manque d'eau. L'inflammation est plus importante, donc la peau est plus vulnérable aux agressions. Le processus de réparation de l'ADN est moins actif. Voilà le bon moment pour apporter de la protection et créer un bouclier contre l'agression. Le bon réflexe ? Premièrement, on hydrate en profondeur pour réduire l'inflammation et ainsi apaiser d'éventuelles rougeurs. Deuxièmement, on ajoute le bouclier protecteur sous forme d'une crème solaire contre les agressions extérieures (pollution, UV…) et en utilisant de préférence des soins riches en antioxydants pour lutter contre les radicaux libres.

> **GLOW TIP**
>
> **La règle de base sera d'alléger la routine en été (l'hydratation et la protection peuvent être une bonne routine de base) et d'ajouter un soin ou deux en hiver pour plus de nutrition, car pendant l'hiver, on utilise avec plus de facilité certains actifs, comme le rétinol et autres acides qui sont photosensibilisants.**

— **En journée :** Le niveau d'hydratation de la peau augmente naturellement jusqu'à atteindre un pic de sébum en début d'après-midi. Le midi est généralement le moment où nous brillons le plus, surtout au niveau de la zone T (front, nez, menton). En fin d'après-midi, le teint semble souvent un peu plus terne, la peau perd naturellement de sa vitalité et donc de son rayonnement… La bonne idée peut être d'utiliser un soin, comme une brume ou une lotion hydratante et antipollution, qui renforcera l'éclat et la vitalité de la peau.

— **En soirée :** Après une longue journée, l'épiderme a accumulé une grande variété de polluants. Il faut donc passer en mode désintoxication. C'est à ce moment que les niveaux de mélanine et la capacité de réparation augmentent et que la peau est la plus réceptive aux soins. Donc, après un bon nettoyage, il est temps de se concentrer sur les soins ciblés : sérum antitache, anti-imperfection, éclat, etc.

— **La nuit :** La peau va perdre son eau à grande vitesse, son niveau de mélatonine atteint son maximum. Les cellules commencent leur travail de détoxification, grâce à une microcirculation maximale qui permet l'oxygénation et la micronutrition de la peau. C'est aussi le moment de la reproduction des cellules souches de l'épiderme qui remplaceront les anciennes cellules. Pendant que nous dormons, la peau sèche lentement mais sûrement.

ROUTINE ULTIMATE GLOW

RITUAL GLOW

Oublions le minimalisme et découvrons ensemble l'effet ultimate glow grâce à la précision du *layering* et les bonnes synergies.

Quand on parle de cette fameuse technique de *layering*, on parle de la superposition des produits de beauté. Cela serait le secret beauté des Coréennes et des Japonaises à la peau parfaite. Le reste du monde a commencé à adopter cette façon d'appliquer les soins avec précision et dans le bon ordre, pour optimiser la santé et la beauté du teint, et je suis moi-même la première fan du *layering*. Cela a tout simplement transformé ma peau. L'idée du minimalisme au sens large me séduit énormément, mais pour ma peau, j'avoue le pratiquer rarement.

Le *layering* permet d'utiliser une synergie d'actifs et de tailles de molécules pour cibler plusieurs problématiques à la fois et assurer une meilleure hydratation et une meilleure protection dans la journée. Donc pas besoin de choisir entre le fait de traiter la peau déshydratée, les premières ridules et les impuretés, avec le *layering* nous pouvons traiter tout à la fois.

Ceci dit, le *layering* ne se fait pas à l'aveugle : more is not more, mais la bonne synergie avec les bons gestes is more. Les soins doivent être compatibles et utilisés dans le bon ordre pour donner le résultat souhaité. Un mauvais mélange peut être tout sauf bienfaisant pour l'épiderme : il peut au contraire le sensibiliser et le fragiliser. Souvent, ce sera une bonne idée de choisir des soins de la même marque pour éviter des interactions irritantes, particulièrement lorsqu'il s'agit des sérums et des crèmes.

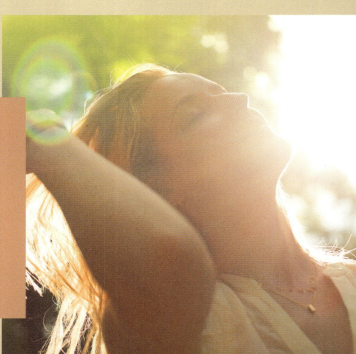

GLOW TIP

**Retenez que l'ordre du *layering* va de la texture la plus légère à la plus lourde, épaisse. Par exemple :
1. Texture liquide (sérum) ; 2. Texture crémeuse (crème) ; 3. Texture huileuse (huile).**

— Le matin :

Le nettoyage. Je nettoie ma peau avec un lait pour peau sensible, mais dès que la température chute, je me contente de l'eau thermale ou d'une eau florale type eau de rose (tonifiante et apaisante) ou fleur d'oranger (adoucissante et apaisante). Je nettoie un minimum pour ne pas décaper ma peau fragile et préserver le film lipidique naturel qui la protège. Le matin, vous avez seulement besoin d'ôter les résidus de sébum avec une eau florale pure ou un tonique doux (sans alcool et agents irritants) adapté à votre peau. Votre visage ne devrait jamais être sale, grâce à votre double nettoyage du soir, un nettoyage très doux sera donc suffisant. Rincez à l'eau tiède et finissez avec de l'eau un peu plus fraîche mais pas trop froide.

L'hydratation. C'est le plus important pour une peau glowy ! Hydratez au maximum, votre peau restera confortable, belle et jeune plus longtemps. Je commence avec une eau thermale, qui apaisera et rééquilibrera le pH de l'épiderme et qui luttera contre les effets desséchants de l'eau calcaire. Ensuite :
– mon premier sérum sera un sérum à base de vitamine C. Meilleur bouclier antioxydants pour protéger ma peau contre les radicaux libres et les agressions extérieures, la vitamine C a aussi l'effet éclaircissant, lutte contre les irrégularités et les taches, tonifie la peau. C'est un véritable coup de boost pour un teint fatigué ;
– je commence à ajouter de temps en temps un sérum spécial anti-âge par moment, qui a une texture souvent plus liquide que le sérum suivant ;
– j'applique ensuite un sérum qui m'apporte l'hydratation++ sous ma crème du jour : j'opte pour un sérum à l'acide hyaluronique ;
– puis j'applique la crème pour le contour des yeux avant d'appliquer la crème du jour. J'essaie de masser doucement pendant 1 minute en mouvement circulaire en partant du coin de l'œil, tout en passant sous les sourcils pour stimuler la microcirculation et drainer cette partie souvent plus ou moins congestionnée après la nuit.

La protection. La journée, j'utilise une crème solaire comme touche finale, et c'est le geste que je ne loupe jamais. C'est un indispensable pour prévenir le vieillissement prématuré cutané et permettre à la peau de se réparer tranquillement sans devoir se protéger contre les agressions des rayonnements UV. J'utilise toujours une crème avec un indice de protection 50 pour ma peau fragile, et je n'hésite surtout pas à appliquer une bonne couche. En effet, une fine couche n'est malheureusement pas très efficace pour bien protéger la peau. J'essaie de renouveler cette application dans la journée pour optimiser la protection. Comme l'hydratation est la base d'une belle peau résistante, je mets souvent une brume hydratante et filante dans mon sac à main pour réhydrater mon visage une ou deux fois dans la journée.

> **GLOW TIP**
>
> Si la partie autour de vos yeux est particulièrement bouffie après une courte nuit, appliquez des patchs ou des sachets de thé à la camomille comme premier geste de la routine beauté du matin.

— En soirée :

Le nettoyage. J'utilise toujours un produit nettoyant efficace pour ôter tous les résidus des produits solaires, du maquillage et de la pollution. C'est un des premiers gestes à respecter pour une belle peau et pour la préserver dans la durée. La nuit, la peau a besoin d'être parfaitement propre pour profiter seulement des actifs apportés via des soins soigneusement sélectionnés selon les besoins du moment. Je privilégie les produits et les gestes doux. Je commence par une huile ou un lait démaquillant, puis j'utilise soit un savon saponifié à froid (cela n'a rien à voir avec un « savon » classique) spécial peau sèche ou sensible, soit un gel doux. Je termine par une eau thermale ou florale. Plusieurs fois par semaine, j'utilise un tonique à l'acide lactique comme dernière étape, qui aura un effet légèrement exfoliant pour unifier ma peau et permettre une meilleure pénétration des soins hydratants par la suite. Si je n'utilise pas ce dernier tonique, j'applique deux fois par semaine soit un masque exfoliant enzymatique (pas de gommage mécanique pour ne pas agresser la peau mais ôter les cellules mortes en douceur), soit une fine couche d'un sérum avec du rétinol pour son effet exfoliant et unifiant.

L'hydratation. Mon moment préféré ! J'en profite pour masser, caresser et vraiment chouchouter ma peau. J'utilise un sérum hydratant à l'acide hyaluronique, suivi d'un sérum anti-âge (pas systématiquement cette étape), pour finir par un sérum au contour des yeux et une crème hydratante, nourrissante et apaisante.

> **GLOW TIP**
>
> La plupart des dermatologues ou des experts beauté sont d'accord sur le fait que l'écran solaire, la vitamine C et le rétinol sont les trois soins de base pour optimiser sa routine et garder une peau saine et jeune plus longtemps. L'idéal est d'utiliser un écran solaire à filtre physique, contenant de l'oxyde de zinc et du dioxyde de titane, avec un indice égal ou supérieur à 30 pour une protection optimale.

L'OUTER GLOW — 95

les GLOW protocoles

AU CAS PAR CAS

Le secret pour sublimer la beauté de sa peau est de lui offrir des soins adaptés. Comme pour l'alimentation, nous n'avons pas tous les mêmes goûts, les mêmes besoins, les mêmes réactions. Afin de cibler au plus juste les produits que vous appliquerez sur votre peau, il est d'abord nécessaire de bien la connaître.

> *« Tout a sa beauté, mais tout le monde ne le voit pas. »*
> Confucius

GLOW MANTRA

DÉTERMINEZ VOTRE TYPE DE PEAU

Le type de peau se détermine selon sa capacité à se défendre, à se réguler et à retenir l'hydratation. La protection naturelle de la peau est essentielle pour la garder jeune et jolie le plus longtemps possible. Et quel que soit le type de peau, il faut toujours la traiter avec douceur pour ne pas perturber sa protection et l'équilibre du pH, qui doit rester légèrement acide. Commencez par observer votre peau pour mieux prendre soin d'elle.

/ Quatre types de peau

— LA PEAU NORMALE
- est douce au toucher ;
- a des pores resserrés ;
- est sans brillance ;
- est confortable toute la journée.

— LA PEAU SÈCHE
- manque de lipides et a ainsi besoin d'être nourrie ;
- est fine, tiraille, pèle ;
- a un joli grain de peau ;
- vieillit plus rapidement qu'une peau normale ou grasse.

> **GLOW TIP** — Peu de personnes sont concernées par une peau normale. Si vous avez la chance d'en avoir une, peu de soins sont nécessaires ! Il suffit, le soir, de bien la nettoyer avec un produit doux et de l'hydrater et, la journée, de l'hydrater encore et de la protéger.

> **GLOW TIP** — Une peau sèche a besoin de soins nourrissants. Les huiles végétales (argan, chanvre, bourrache...) sont souvent bien adaptées.

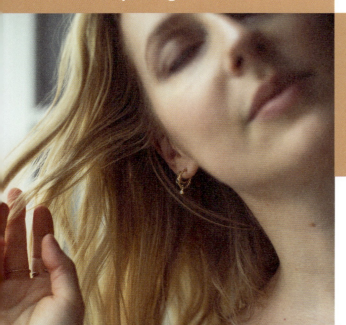

— LA PEAU GRASSE

- produit trop de sébum et a souvent des imperfections, des comédons, des points noirs ;
- brille dans la journée ;
- est souvent surnettoyée et ainsi agressée, ce qui stimule encore plus la production de sébum.

— LA PEAU MIXTE

- est plutôt grasse sur la zone T (front, nez, menton) et sèche sur les joues ;
- a idéalement besoin de soins spécifiques pour chacune de ces deux zones.

> **GLOW TIP**
>
> ATTENTION ! UNE PEAU GRASSE PEUT AUSSI DEVENIR SENSIBLE ET DÉSHYDRATÉE ! ELLE A DONC ÉGALEMENT BESOIN D'HYDRATATION ! SIMPLEMENT, IL FAUT CHOISIR UNE TEXTURE LÉGÈRE, ÉQUILIBRANTE ET MOINS NOURRISSANTE.

/ *Faites le test !*

Pour connaître votre type de peau, c'est très simple, suivez ces 3 étapes :

— Nettoyez soigneusement votre peau avec un nettoyant doux.
— Patientez 30 minutes sans appliquer de soin après le nettoyage, laissez la peau complètement nue.
— Appliquez 2 bandes de papier de soie ou de mouchoir très fin : une sur la zone T et une sur les joues. Pressez délicatement les bandes contre la peau, enlevez-les et observez ensuite :

- s'il y a beaucoup de traces sur les deux bandes, votre peau est plutôt grasse ;
- s'il y a très peu de traces sur les bandes, votre peau est plutôt normale ;
- s'il y a des traces sur la bande de la zone T mais rien sur la bande des joues, votre peau est plutôt mixte ;
- s'il n'y a pas de trace, votre peau est sèche.

Notre peau change régulièrement, exactement comme nous ! Nous sommes en évolution permanente selon notre environnement externe et interne, alors refaites le test de temps en temps pour mieux vous occuper de votre peau.

LE PROTOCOLE PEAU NORMALE

Félicitations si vous avez la peau normale, c'est rare. Et tellement plus simple pour la routine beauté !
La peau normale garde naturellement une hydratation optimale et est plus résistante aux agressions extérieures et au temps qui passe.
La prévention est indispensable pour tout type de peau. Pensez-y particulièrement si vous avez la peau normale : comme elle est facile d'entretien, on a parfois tendance à la négliger. Cela ne pardonnera pas sur le long terme, mieux vaut toujours agir en prévention.

/ *Les gestes de base*

— Faites **un nettoyage doux le soir** uniquement, avec deux passages pour bien ôter le maquillage et les impuretés. Utilisez un lait, une huile ou un gel très doux, ou bien un savon saponifié à froid pour peau normale à sèche. Le matin, vous utiliserez uniquement une eau florale ou un brumisateur d'eau thermale pour délicatement enlever les résidus de sébum de la nuit.

— Utilisez **un tonifiant ou une eau florale** après le nettoyage, juste avant d'appliquer **le soin du jour et/ou du soir** pour rétablir le pH de la peau et la préparer à mieux absorber les actifs des soins.

— Appliquez **une crème de jour et/ou un sérum riche en actifs hydratants :** une texture ni trop légère ni trop nourrissante. Pour cela, il faut vraiment tester selon vos envies et les réactions de votre peau. A priori, ce sera assez facile de trouver un soin qui vous va !

— Appliquez **une crème de nuit réparatrice ou un sérum régénérant.** Choisissez l'été des textures plus fluides et l'hiver quelque chose de plus riche si besoin. Cette étape n'est pas indispensable, mais c'est souvent un plus. Observez votre peau : une eau florale hydratante suffira peut-être la nuit. Ou bien un léger sérum sans corps gras et/ou un contour des yeux régénérant.

— **Le sérum** sera optionnel selon vos problématiques du moment : taches pigmentaires, sensibilité ponctuelle, ridules. Mais il apportera le petit plus pour booster la peau – pour moi, ce geste a tout changé. Un sérum et une crème de la même marque donneront un meilleur résultat, car la synergie d'actifs sera compatible et offrira une meilleure tolérance.

— Utilisez **un exfoliant** 1 fois par semaine, ou 2, 3, si votre peau le supporte bien : ôter les cellules mortes régulièrement va aider à mieux absorber les actifs hydratants et nourrissants de vos soins. Utilisez un exfoliant enzymatique ou un gommage doux à micrograins, en manipulant votre peau tout en douceur (jamais frotter mais plutôt par effleurages) et en le faisant toujours suivre d'un masque hydratant pour optimiser les résultats d'une peau lisse et pulpeuse.

/ *Les produits adaptés*

Ciblez la tendance de votre peau. Essayez également des synergies d'huiles pour trouver ce qui lui correspondra le mieux. Une petite quantité que vous chauffez entre les paumes de vos mains avant application suffira. Pour les huiles essentielles, ajoutez 1 ou 2 gouttes dans un peu d'huile végétale ou de crème de jour neutre.

Voici quelques idées de produits pour les peaux normales :

— **HUILES VÉGÉTALES :** amande douce (assouplissante, apaisante, anti-inflammatoire) ; argan (antioxydante, raffermissante, cicatrisante) ; jojoba (protectrice, équilibrante, régénérante) ; macadamia (assouplissante, nourrissante, apaisante) ; onagre (antirides, assouplissante, hydratante) ; rose musquée (peau mature).

— **HUILES ESSENTIELLES :** bois de Hô (anti-âge, rides, acné) ; bois de rose (régénérante) ; camomille noble (calmante, anti-inflammatoire) ; hélichryse italienne (circulatoire, anti-inflammatoire) ; lavande vraie (apaisante, cicatrisante) ; néroli (hydratante, antibactérienne) ; palmarosa (raffermissante) ; pamplemousse (astringente pour les pores dilatés).

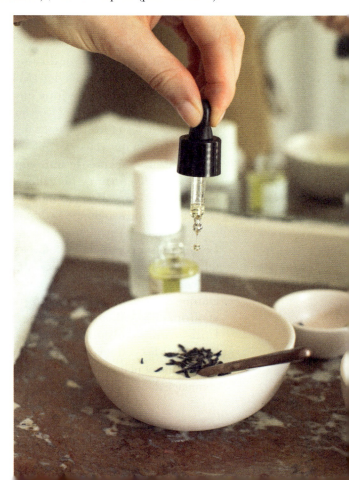

— **TONIQUES ET EAUX FLORALES :** bleuet (décongestionnant) ; camomille (apaisante) ; fleur d'oranger (apaisante) ; géranium (astringent, équilibrant) ; lavande (cicatrisante, équilibrante) ; rose (hydratante, anti-âge) ; tilleul (assouplissant).

— **AUTRES SOINS NATURELS :** beurre de karité (pur sur le visage et le corps la nuit, chauffé entre les mains) ; bicarbonate de soude ; gel d'aloe vera ; miel.

LE PROTOCOLE PEAU SÈCHE ET PEAU DÉSHYDRATÉE

Une peau qui est bien hydratée va rester jeune plus longtemps, elle aura un aspect plus lisse et pulpeux et elle se défendra mieux contre les agressions extérieures qu'une peau sèche ou déshydratée.

La peau sèche a besoin de soins nourrissants : les huiles végétales sont souvent ses meilleures alliées. Une peau déshydratée, quant à elle, a surtout besoin d'« eau ». Dans les deux cas, les symptômes s'aggravent souvent en hiver, alors veillez cette saison à appliquer des soins encore plus hydratants et nourrissants. Et en été, après des journées à la plage, au soleil, faites des masques hydratants et apaisants chaque soir, si nécessaire. Plus vous écoutez les besoins de votre peau et en prenez soin, plus votre peau sera équilibrée et belle.

ZOOM

LA PEAU DÉSHYDRATÉE

À la différence de la peau sèche, la peau déshydratée manque d'eau. Elle présente des tiraillements ou de l'inconfort ponctuels (après la douche, après le nettoyage, par exemple). Elle présente souvent de fines ridules de déshydratation sur le contour des yeux, le front ou la bouche, qui disparaissent ou s'atténuent après l'application d'une crème hydratante. Elle semble se « froisser » facilement. Notons que la déshydratation peut toucher tous les types de peaux, qu'elles soient normales, grasses, sèches ou mixtes.

/ *Les gestes de base*

Pour la peau sèche :
— Faites un **nettoyage doux** le soir avec un lait spécial peau sèche, ou éventuellement un savon saponifié à froid pour peau sèche. Lavez votre visage seulement le soir, mais toujours en pratiquant le double nettoyage pour bien ôter les résidus de maquillage et de pollution de la journée. Le matin, vous utiliserez uniquement une eau florale (sans alcool) ou un brumisateur d'eau thermale pour délicatement enlever les résidus de sébum de la nuit.
— Ne laissez pas la peau sécher à l'air libre après une douche ou un bain, mais appliquez immédiatement **une crème nourrissante.** Pour limiter le contact avec l'eau calcaire et ne pas davantage dessécher l'épiderme, prenez des douches

rapides et veillez à ne pas utiliser de l'eau trop chaude, mais toujours tiède ou peu chaude.
— Appliquez **une crème de jour et/ou un sérum riche en actifs hydratants,** comme la glycérine ou l'acide hyaluronique qui sont les stars de l'hydratation. La glycérine permet de pénétrer toutes les couches de l'épiderme pour hydrater en profondeur et l'acide hyaluronique est capable de capturer mille fois son propre poids en eau ! Résultat, la peau retrouve une souplesse immédiate et une sensation de confort pour la journée.
— Appliquez **une crème de nuit réparatrice,** un sérum ou un baume riches en lipides pour nourrir et régénérer la peau. C'est le seul type de peau qui aura besoin de soins de nuit plus « riches ». Profitez de la nuit pour apporter à la peau les acides gras essentiels et les lipides qui vont reconstruire et renforcer le film hydrolipidique et limiter la perte en eau.
— Utilisez souvent **un sérum hydratant** sous votre crème de jour et de nuit : une peau sèche, tout comme une peau sensible, a besoin d'être encore plus chouchoutée et protégée. Un sérum et une crème de la même marque donneront un meilleur résultat, car la synergie d'actifs sera compatible et présentera une meilleure tolérance. Les sérums sont plus riches en actifs et apporteront le petit plus pour booster votre peau.
— Utilisez **un exfoliant ultra doux** une fois par semaine : ôter les cellules mortes régulièrement va aider à mieux absorber les actifs hydratants et nourrissants de vos soins. Comme pour la peau acnéique et la peau sensible, un gommage enzymatique ou à micrograins sera la meilleure option, à toujours faire suivre d'un masque hydratant. Veillez à tout faire avec douceur quand vous manipulez votre peau. Utilisez un humidificateur d'air à la maison ou au bureau. Ce sera nécessaire si l'air dans l'atmosphère est trop sec, et particulièrement en hiver !

Pour la peau déshydratée, le protocole sera à peu près le même, mais à adapter selon votre type de peau de base : rappelez-vous que l'on peut avoir une peau grasse et déshydratée, par exemple ! Pour équilibrer la peau déshydratée, les soins vont surtout être riches en eau et moins riches en lipides. La glycérine ou l'acide hyaluronique sont deux actifs très intéressants à utiliser pour ce type de peau également.

/ *Les produits adaptés*

Les synergies d'huiles sont souvent plus efficaces pour la peau que si l'on n'en utilise qu'une seule, alors expérimentez avec les différentes huiles et les proportions pour trouver la bonne synergie pour vous.

Voici quelques idées de produits pour les peaux sèches et déshydratées :

> **GLOW TIP**
> Une à deux gouttes d'une huile essentielle dans un peu d'huile végétale ou de crème de jour neutre suffisent pour booster votre soin du visage.

— **HUILES VÉGÉTALES :** abricot ; amande douce ; argan ; argousier ; avocat ; bourrache ; germe de blé ; macadamia ; onagre ; rose musquée.

— **HUILES ESSENTIELLES :** camomille noble (calmante, anti-inflammatoire) ; géranium rosat (anti-inflammatoire) ; hélichryse italienne (circulatoire, anti-inflammatoire) ; lavande vraie (cicatrisante, apaisante, anti-inflammatoire) ; patchouli (circulatoire, cicatrisant).

— **TONIQUES ET EAUX FLORALES :** bleuet (décongestionnant) ; camomille (apaisante) ; fleur d'oranger (apaisante) ; rose (hydratante et astringente) ; tilleul (assouplissant).

UN MASQUE POUR ADOUCIR
hydrater et nourrir la peau sèche et la peau déshydratée

- 1 C. À C. DE MIEL BIO
- 1 C. À C. D'HUILE DE GERME DE BLÉ
- 2 C. À S. DE YAOURT BIO

1 — Mélangez le tout. Appliquez-le sur un visage bien propre et laissez agir 20 minutes.

LE PROTOCOLE PEAU MIXTE ET PEAU GRASSE

Ces deux types de peau sont souvent traités de la même façon, et c'est bien dommage. La peau grasse est par défaut grasse partout (zone T et joues), alors que la peau mixte est grasse plutôt sur la zone T et peut être sèche au niveau des joues. Vous devrez, pour optimiser votre routine beauté, traiter chacune des deux zones avec des soins et des produits adaptés à leurs besoins.

/ Les gestes de base

La peau mixte demande un peu plus d'attention pour vraiment optimiser les résultats, mais cela le vaut bien ! Inspirez-vous du protocole peau sèche et peau grasse pour équilibrer votre peau :

— Le nettoyage se fait toujours avec douceur et en priorité le soir avec deux passages (lait, huile, savon saponifié à froid adapté à votre peau ou gel vraiment très doux). Vous pouvez utiliser un nettoyant plus purifiant sur la zone T et éventuellement faire un soin ou un masque uniquement sur cette zone 1 à 3 fois par semaine.

— Utilisez une eau florale équilibrante, type lavande, thym ou verveine. Attention : ne sautez pas cette étape, car l'eau florale apporte une hydratation et d'autres vertus ciblées, elle prépare la peau à mieux absorber les actifs des soins à suivre.

— L'hydratation doit être adaptée par zone. Comme pour la peau grasse et la peau acnéique, il ne faut surtout pas dessécher la zone T ! Cela aggraverait la situation, car la peau se défendrait et produirait encore plus de sébum. L'hydratation idéale sera légère et équilibrante sur la zone T et plus nourrissante sur les joues. Appliquez volontiers un masque hydratant plusieurs fois par semaine sur les joues.

— Mixez intelligemment vos soins : des textures hydratantes et équilibrantes légères sur la zone T et des textures plus nourrissantes sur les joues. Vous pourrez peut-être vous contenter d'appliquer la même crème hydratante sur tout le visage, si vous glissez un sérum sébo-régulateur sous la crème sur la zone T. Vous pourrez peut-être utiliser le même soin équilibrant sur tout le visage si vous glissez un sérum hydratant sur les joues d'abord. Pensez aussi au maquillage matifiant sur la crème hydratante de la zone T : cela pourra s'avérer suffisant. Si tel n'est pas le cas, il faudra le soin hydratant matifiant et le maquillage matifiant pour équilibrer la brillance. Testez des combinaisons et trouvez votre mix idéal !

> **GLOW TIP**
>
> **Les soins spécifiques peau mixte ont presque toujours été trop light et pas assez hydratants pour ma peau. J'ai une peau mixte et sensible à tendance déshydratée. Donc j'applique des soins adaptés à une peau mixte sur la zone T, c'est-à-dire des textures plus légères, et des soins pour peau sèche sur les joues, aux textures plus riches.**

GLOW MANTRA

> "Pour moi, la beauté consiste à être à l'aise dans sa propre peau. Il s'agit de savoir et d'accepter qui vous êtes."
>
> — *Ellen Degeneres*

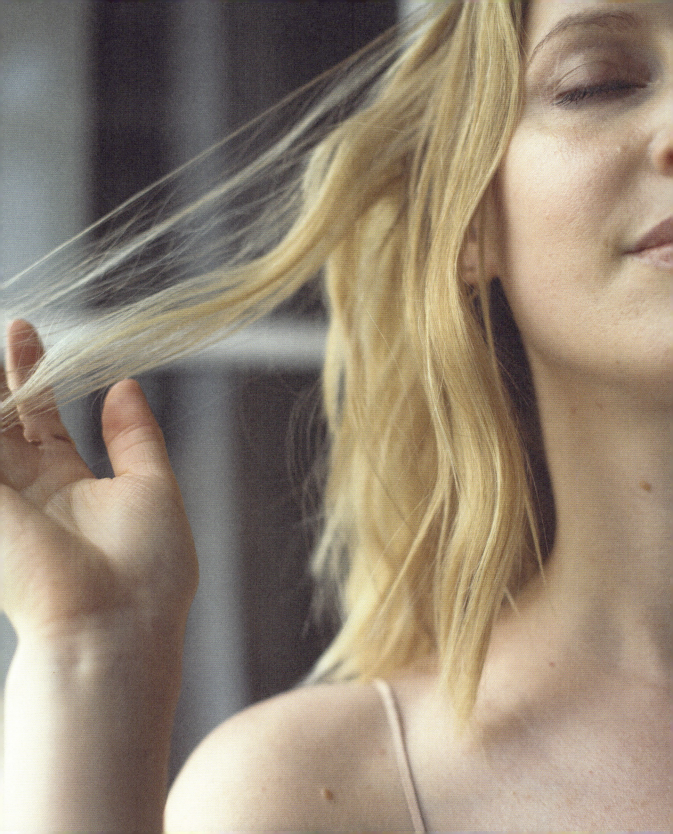

— Ciblez ces deux oligoéléments pour la zone T : tamponnez le zinc et le cuivre sur la peau (en ampoules), qui seront vos armes secrètes pour embellir et purifier votre peau.
— Faites un gommage enzymatique ou à micrograins 1 à 3 fois par semaine, selon la sensibilité de votre peau, et si besoin uniquement sur la zone T. Le gommage enzymatique est idéal : on l'applique comme un masque et aucune manipulation mécanique de la peau ne risque de déséquilibrer l'hydrofilm.
— Appliquez toujours un masque hydratant, ou par exemple un masque de miel, après votre gommage pour apaiser et réhydrater la peau.
— Utilisez un sérum sébo-régulateur sous votre crème de jour sur la zone T. Peut-être que des huiles régulatrices et une huile essentielle vous suffiront. Dans le cas contraire, un sérum antibactérien naturel sera un précieux outil pour garder la peau nette.
— Pour équilibrer la peau mixte, vous aurez peut-être besoin d'un sérum équilibrant la nuit sur la zone T et d'un sérum hydratant et apaisant sur les joues.

Pour la peau grasse, suivez le protocole adapté à la peau mixte, mais sans les soins spécifiques pour les joues. Regardez aussi le protocole peau acnéique. La peau grasse est a priori grasse partout, avec une production de sébum excessive. Il faut l'équilibrer avec des soins légers partout. Souvenez-vous surtout de ne pas attaquer la peau avec des gestes et des soins agressifs, qui seraient trop desséchants.

/ *Les produits adaptés*

Essayez les synergies d'huiles végétales pour trouver ce qui correspondra le mieux à votre peau. Et expérimentez avec les proportions. Une petite quantité que vous chauffez entre les paumes de vos mains avant application suffit.
Vous ajouterez une à deux gouttes de l'huile essentielle choisie dans un peu d'huile végétale ou de crème de jour neutre. Ces huiles peuvent également s'utiliser en traitement local sur un bouton en cas de poussée. Dans ce cas, appliquez-en deux à quatre fois par jour jusqu'à sa disparation.

Voici quelques idées de produits pour les peaux mixtes et grasses :

— **HUILES VÉGÉTALES :** calophylle ; carotte ; jojoba ; nigelle ; noisette ; sésame.
— **HUILES ESSENTIELLES :** bois de Hô ; citron ; eucalyptus citronné ; genièvre ; lavande fine ; palmarosa ; romarin à verbénone ; sauge sclarée ; tea-tree (arbre à thé).

— **HYDROLATS ET EAUX FLORALES PURIFIANTES, ÉQUILIBRANTES :** camomille noble (extra pour une peau sensible) ; géranium (astringent, calme les rougeurs) ; hamamélis (anti-inflammatoire, antibactérien) ; lavande (apaisante, cicatrisante, antiseptique) ; myrte (désinfectante, décongestionnante) ; palmarosa (régénérant, raffermissant) ; sauge (antiseptique, antisudorale) ; thym (antibactérien, régulateur du sébum).

— **AUTRES SOINS NATURELS :** gel d'aloe vera ; huile végétale de jojoba + 2 gouttes d'huile essentielle de lavande vraie (l'ultime mélange naturel pour ma peau mixte !) ; miel ; vinaigre de cidre bio non pasteurisé (excellent tonique antibactérien et équilibrant, 1 cuillère à café à mélanger dans un verre d'eau).

LE PROTOCOLE PEAU SENSIBLE

Une peau sensible est souvent une peau sèche et claire. Mais elle peut aussi être mixte et sensible, ou encore grasse, sensible et déshydratée, etc. Ici, il faut particulièrement veiller à bien identifier son type de peau.

Une vraie peau sensible possède une barrière cutanée déficiente. Elle est beaucoup plus affectée que les autres types de peau par les facteurs externes tels que le froid, le chaud, le soleil, le vent, l'eau calcaire, les produits, les gommages, les soins chimiques, etc.

ZOOM

LES FACTEURS D'HYPERSENSIBILITÉ DE LA PEAU

Il s'agit principalement de :
- **l'hérédité** ;
- **les allergies** ;
- **les ingrédients chimiques** (conservateurs et parfums synthétiques en particulier) contenus dans les produits de beauté ;
- certains **conservateurs alimentaires** ;
- **le stress** ;
- **les médicaments** ;
- **les facteurs environnementaux** comme le froid extrême, la pollution ou le pollen ;
- **les changements hormonaux,** comme une grossesse ou l'arrêt de la pilule ;
- **de mauvais gestes de soin et d'hygiène** (manipulation excessive ou soins agressifs fréquents type peeling, microdermabrasion, etc.) ;
- **l'excès d'exposition au soleil** ;
- **une allergie alimentaire.** Dans ce dernier cas, il convient de chercher la cause profonde et de faire des tests d'intolérances alimentaires.

/ *Les gestes de base*

— Démaquillez-vous à l'huile ou au lait bio hypoallergénique. Il ne faut surtout pas utiliser de gels ou de savons aux huiles minérales ou tensioactifs éthoxylés.
— Utilisez éventuellement un savon saponifié à froid ou au lait d'ânesse.
— Utilisez des lingettes lavables très douces pour vous démaquiller. Si vous utilisez des pads démaquillants, prenez du bio et utilisez-les avec des gestes très doux, sans tirer.
— Utilisez des produits neutres, sans parfum et autres substances chimiques. N'utilisez jamais de produits décapants et agressifs pour la peau. Dans la plupart des cas, les produits de grande surface ne seront pas adaptés.
— Arrêtez les gestes décapants ! Trop se laver n'est pas bon et surtout pas pour une peau sensible. Le pH de la peau est vite perturbé, donc il faut la traiter avec beaucoup de douceur. Bien se laver le visage le soir est suffisant, en utilisant seulement le matin un tonique ou une eau florale qui réhydrate, apaise et ôte les résidus de sébum de la nuit. Une brume d'eau thermale est également une bonne option. Évitez les produits exfoliants trop forts (gommage avec grains, peeling chimique). L'éponge konjac est une bonne option exfoliante douce pour les peaux sensibles. Sinon, vous pouvez choisir un exfoliant enzymatique très doux.
— N'utilisez jamais d'eau très chaude ni très froide sur votre visage, mais toujours de l'eau tiède. Les températures extrêmes agresseront votre peau sensible et la fragiliseront davantage.
— Ne changez pas de produits ni de routine trop souvent. Les maîtres-mots pour une peau sensible sont patience et simplification !
— La protection quotidienne est indispensable, et ce, encore plus que pour les autres types de peau. Donc en plus de votre crème et/ou de votre sérum hydratant, il faut appliquer une protection solaire et idéalement porter un chapeau dès que vous êtes au soleil. Il existe également des sprays protecteurs à appliquer dans la

> **GLOW TIP**
> **Pensez à faire le test de tolérance cutanée : avant d'appliquer un nouveau produit sur le visage, appliquez une petite quantité dans le pli de votre coude, par exemple, recouvrez avec un pansement et attendez vingt-quatre heures. S'il y a une réaction, c'est que le produit ne vous convient pas.**

journée par-dessus votre maquillage : ils peuvent apporter une bonne protection supplémentaire pour les peaux les plus sensibles. En plus, cela fixe souvent le maquillage et donne un plus joli finish.
— Chouchoutez votre peau avec des ampoules d'oligoéléments calmants en application sur votre peau après le nettoyage et avant votre crème (manganèse, sélénium…).
— Utilisez du maquillage minéral au lieu du maquillage classique, bien plus respectueux pour la peau.
— Respectez scrupuleusement les trois gestes de base du quotidien : nettoyez avec douceur (huile ou lait), hydratez votre peau et apaisez-la (eau florale ou tonique), nourrissez et protégez-la (crème et/ou huile).

/ Les produits adaptés

Voici quelques idées de produits pour les peaux sensibles :

> **GLOW TIP**
>
> En cas de crise de peau, sur une peau bien propre, appliquez un masque de miel pendant 15 à 30 minutes. Tamponnez ensuite une ampoule de manganèse sur votre visage, puis appliquez une couche de gel d'aloe vera pur. Et le petit plus : reposez-vous avec une bouillotte d'eau chaude sur le foie, qui soulagera votre digestion, aidera à la bonne élimination et à la récupération globale, et ainsi aidera aussi votre peau à se calmer.

— **HUILES** appropriées pour nettoyer et protéger : amande douce, avocat, calendula, coco, huile d'abricot, noisette, onagre.
— **PRODUITS POUR PEAU SENSIBLE ET TRÈS SÈCHE :** beurre de karité, huile d'avocat, huile de germe de blé.
— **EAUX FLORALES :** bleuet (extra pour soulager les yeux fatigués et gonflés) ; camomille (apaise et purifie) ; fleur d'oranger (équilibre et adoucit) ; hamamélis (antiseptique et anti-rougeurs) ; immortelle (active la circulation et atténue les rougeurs) ; rose (apaise et tonifie).
— **ACTIFS QUI CALMENT** (à repérer dans vos produits cosmétiques) : actifs marins ; aloe vera ; avoine ; calendula ; camomille ; thé blanc ; thé vert (à utiliser, sous forme de thé refroidi, comme nettoyant pour le visage ou appliquer directement un sachet mouillé sur la surface affectée).

LE PROTOCOLE PEAU ACNÉIQUE ET PEAU À IMPURETÉS

L'acné est un état inflammatoire de la peau : il transmet le message que quelque chose ne va pas dans votre corps. La peau nous parle ! Les manifestations comme l'acné et diverses impuretés nous indiquent que le corps essaie de se débarrasser d'acides et de déchets. L'important pour venir au bout de cette problématique sera donc de purifier votre corps, de l'aider à se débarrasser des déchets accumulés dans ses tissus et de calmer l'inflammation – par l'intérieur et l'extérieur. Quand les reins et le foie n'arrivent pas à éliminer suffisamment les toxines, c'est la peau qui prend le relais. En bref, la peau est notre troisième rein !

ZOOM

L'ACNÉ ET LES FACTEURS À RISQUES

Plusieurs facteurs jouent un rôle dans l'apparition de l'acné :

- **l'hérédité** ;
- **une déficience nutritionnelle** ;
- **les hormones,** et ce, particulièrement avant et pendant les périodes de règles ou la grossesse ;
- **l'utilisation de certains médicaments,** comme la pilule contraceptive ;
- **le stress** ;
- une mauvais**e hygiène de vie** générale (!), à savoir une mauvaise alimentation, du surmenage, un mauvais sommeil, la sédentarité, etc.

Les recherches confirment qu'une alimentation très riche en glucides (surtout raffinés) favorise l'acné par la stimulation d'insuline. Il est important de diminuer la consommation de sucre : les sucreries, mais aussi le pain, les céréales et tout type de féculent. On ne les supprime pas, mais on limite leur consommation et on opte pour de la bonne qualité, car la qualité de l'aliment fera toute la différence.

Il n'y a pas un facteur responsable, mais c'est souvent une combinaison de choses qui amène la problématique de l'acné.

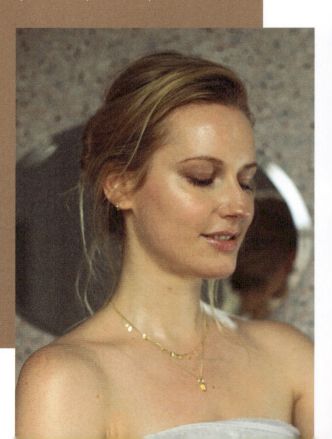

/ Les gestes de base

Suivez principalement le protocole pour peau sensible ! Une peau acnéique doit être traitée avec grande délicatesse… Vous suivrez ensuite les gestes suivants :

— Faites un nettoyage doux et oubliez les traitements acnéiques classiques, bien trop agressifs en réalité pour notre peau. Cela risque juste d'aggraver le problème, car la production de sébum sera encore plus stimulée. En revanche, nettoyez votre peau deux fois par jour. C'est le seul type de peau pour laquelle je conseille un nettoyage également le matin ! Mais pour ne pas perturber l'équilibre et l'hydrofilm naturel de votre peau, choisissez un gel, un lait ou un savon saponifié à froid, très respectueux de la peau.

> **GLOW TIP**
>
> **En plus d'une alimentation saine et naturelle, certaines plantes dépuratives aideront le corps à éliminer les toxines, par exemple la bardane, le Chardon-Marie, le pissenlit, le trèfle rouge. Elles sont particulièrement intéressantes pour aider en cas d'acné. Je vous conseille de faire une décoction et d'en boire trois tasses par jour pendant une à quatre semaines, de temps en temps.**

— Intégrez un soin nettoyant aux AHA dans votre routine. Ce sont des acides de fruits qui agissent comme un doux peeling lissant en surface. Attention : ne l'appliquez pas avant de vous exposer au soleil et utilisez-le avec modération, car il décape légèrement.

— L'hydratation doit être quotidienne, car il ne faut surtout pas dessécher une peau acnéique. L'hydratation idéale sera légère et équilibrante. Utilisez une crème légère, et si possible naturelle : l'huile végétale de nigelle est extra pour ses propriétés purifiantes, ou l'huile de calophylle pour ses propriétés cicatrisantes anti-inflammatoires.

— Ciblez deux oligoéléments : le zinc et le cuivre seront vos armes secrètes pour embellir et purifier votre peau. Ces ampoules sont à appliquer comme une lotion, après le nettoyage et avant la crème.

— Faites un gommage enzymatique ou à micrograins 1 à 3 fois par semaine, selon la sensibilité de votre peau. Évitez absolument les gommages à gros grains qui agressent la peau. Et faites cela avec des gestes très doux. Le gommage enzy-

matique est idéal, car on l'applique comme un masque et aucune manipulation mécanique de la peau ne risque de déséquilibrer l'hydrofilm.
— Appliquez toujours un masque hydratant ou un masque de miel, après votre gommage, pour apaiser et réhydrater la peau.
— Utilisez un sérum sébo-régulateur sous votre crème de jour. Peut-être que les huiles régulatrices combinées à une huile essentielle vous suffiront : c'est à tester. Sinon, un sérum antibactérien naturel sera top pour garder la peau nette.
— Ne touchez pas votre visage ! Évitez d'agresser votre peau et de toucher vos boutons. C'est tentant, mais percer les boutons ou les comédons favorise l'inflammation et la prolifération bactérienne, cela va forcément empirer l'état acnéique.
— Évitez les médicaments chimiques. Je sais bien que cela n'est pas évident quand on souffre d'acné sévère, mais les médicaments chimiques surchargent fortement le foie, or nous avons vu qu'un foie affaibli et surchargé est un facteur aggravant pour l'inflammation et l'acné. C'est une façon de masquer le problème, sans réellement le résoudre. Mettez en place ces gestes naturels et adoptez un mode de vie sain. En prenant bien soin de votre corps, l'équilibre reviendra (plus ou moins vite selon les personnes), alors soyez patient et essayez de focaliser votre attention ailleurs… Plus vous stresserez par rapport à votre acné, plus cela drainera votre énergie et augmentera le stress oxydatif. Lâchez prise chaque jour avec un exercice de relaxation ou de méditation, par exemple.

GLOW TIP

Testez également les synergies de ces huiles végétales pour trouver ce qui correspondra le mieux à votre peau. Si l'huile de jojoba seule paraît trop légère, ajoutez peut-être une goutte de celle de carotte ? Une petite quantité que vous chauffez entre les paumes de vos mains avant application suffit.

/ *Les produits adaptés*

Voici quelques idées de produits pour les peaux acnéiques ou à impuretés :

— **HUILES VÉGÉTALES :** calophylle, carotte, jojoba, nigelle, noisette, sésame.

— **HUILES ESSENTIELLES :** bois de Hô, citron, eucalyptus citronné, genièvre, lavande fine, palmarosa, romarin à verbénone, sauge sclarée, tea-tree (arbre à thé). Ces huiles peuvent également s'utiliser en traitement local sur un bouton en cas de poussée. Dans ce cas, appliquez-en 2 à 4 fois par jour jusqu'à sa disparition.

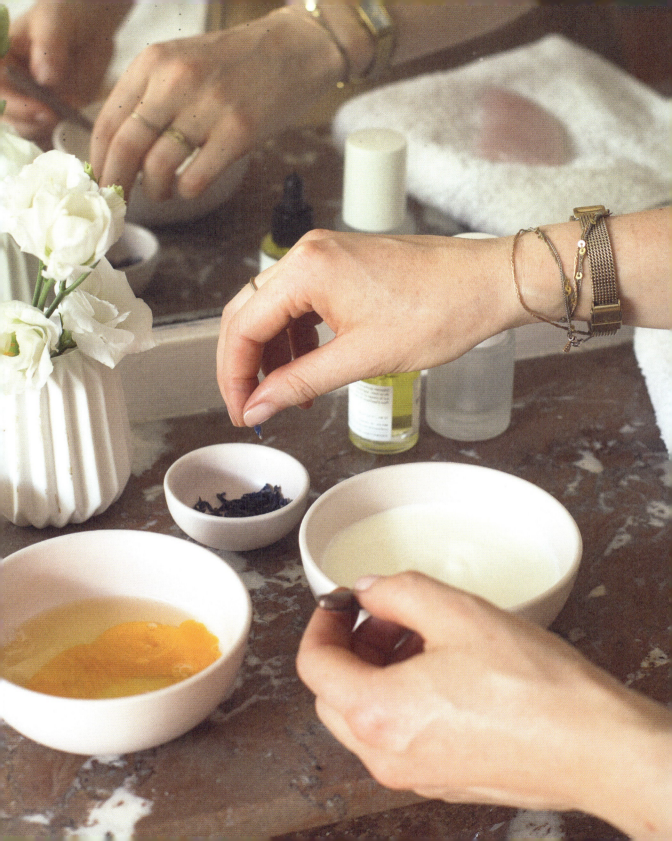

— **TONIQUES ET EAUX FLORALES PURIFIANTES :** camomille noble (extra pour une peau sensible) ; géranium (astringent, calme les rougeurs) ; hamamélis (anti-inflammatoire, antibactérien) ; lavande (apaisante, cicatrisante, antiseptique) ; myrte (désinfectante, décongestionnante) ; palmarosa (régénérant, raffermissant) ; sauge (antiseptique, antisudorale) ; thym (antibactérien, régulateur du sébum).

— **AUTRES SOINS NATURELS :** gel d'aloe vera, miel, thé vert, vinaigre de cidre.

ZOOM

LE POINT DE VUE DE MELANIE GRANT

Melanie Grant est une facialiste australienne, référence dans le monde des soins pointus. Elle explique sa vision du natural glow :

« Les produits de beauté naturels offrent une alternative solide aux personnes conscientes de leur charge toxique. J'ai constaté que beaucoup de femmes choisissent de passer à des produits naturels pour les soins de la peau lorsqu'elles sont enceintes ou allaitent afin d'éviter d'exposer leur bébé à des ingrédients synthétiques. Il est important de noter que bio ou naturel ne signifient pas nécessairement plus doux. Les huiles essentielles peuvent être extrêmement irritantes et provoquer des réactions graves.

Il existe de nombreux produits biologiques parfaitement sensoriels et cliniquement prouvés pour produire des résultats comparables à ceux de leurs homologues cliniques ou cosméceutiques. Globalement, ce qui compte le plus pour moi, c'est de savoir si un produit répondra effectivement à mes préoccupations, ou à celles de mes clients, qu'il soit cosméceutique ou biologique.

Contrairement à la croyance populaire, de nombreux actifs botaniques sont fabuleusement efficaces pour corriger et traiter. En fait, certains de mes ingrédients préférés sont naturels. J'adore le miel de manuka (riche en antioxydants robustes et antibactérien, ce qui en fait un traitement efficace contre l'acné) et l'huile de rose musquée (car elle contient une forme naturelle de rétinol, idéal contre les ridules et le vieillissement). »

Un spa
À LA MAISON !

Le dimanche est un jour idéal pour ralentir, vous détendre et prendre soin de vous et de votre peau. Le soir, je fais un bon *healing bath* et j'applique mes soins selon mon rituel ultimate glow avec en plus l'exfoliation, le masque purifiant, puis le masque hydratant. En sortant de votre salle de bains, votre peau doit être aussi pulpeuse et revivifiée qu'après un bon soin en institut !

GLOW MANTRA

> " *La beauté est une enveloppe. Pour qu'elle vive, il faut la nourrir de l'intérieur. Sinon, elle devient un masque. Il faut la patiner.*
> Laetitia Casta "

LES RITUELS DE BAINS « GUÉRISSEURS »

Mon père m'a transmis l'amour de l'hydrothérapie : depuis que je suis toute petite, je prends des bains chauds et, dès l'âge de 2 ans, j'ai pratiqué le sauna. Aujourd'hui, en tant que naturopathe, je valorise particulièrement les vertus de l'hydrothérapie, souvent en combinaison avec l'aromathérapie et la phytothérapie.

L'hydrothérapie regroupe simplement les pratiques utilisant l'eau à des fins thérapeutiques. Ici, je vous parlerai de l'hydrothérapie externe et à l'eau chaude, qui permet de dilater les vaisseaux sanguins, de diminuer la pression artérielle et d'augmenter l'irrigation sanguine de la peau et des muscles. Après une longue journée, ce sera l'ultime rituel détente et beauté.

Je partagerai ici avec vous cinq rituels ou recettes de healing baths (bains guérisseurs), pour de douces soirées spa à la maison. Ce sont de vrais moments de bien-être qui revitalisent et embellissent autant le corps et la peau que l'esprit.

Cette pratique peut devenir bien plus qu'un simple bain. Un tel rituel peut être une véritable expérience méditative en pleine conscience, pour revenir vers vous-même, vous couper du monde et vous ressourcer.

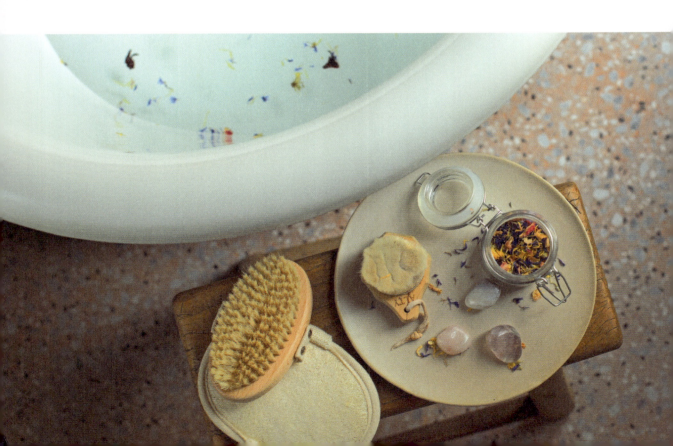

/ *Avant chaque bain*

— Lavez votre visage et appliquez un masque. Les vapeurs du bain seront bénéfiques pour laisser pénétrer les actifs du soin.
— Allumez une ou plusieurs bougies pour faire de ce moment un moment sacré pour vous. Sans aucune connotation religieuse, ce geste « sacré » implique simplement un moment à valoriser et à respecter par sa grande valeur pour votre bien-être.
— Éteignez absolument votre portable. C'est un moment pour vous déconnecter et apaiser votre système nerveux.
— Préparez éventuellement votre playlist apaisante préférée pour vous évader. La musicothérapie est extra et peut apporter encore une autre dimension de bien-être.
— Fermez la porte, prévenez les autres que c'est votre moment à vous. 20 à 30 minutes de détente vous permettront d'être plus présent, patient et bienveillant avec vos proches après ! Et certains soirs, vous pourrez peut-être inviter votre amoureux ou votre amoureuse à partager ce moment privilégié ?
— Essayez toujours d'utiliser des plantes, huiles et autres qui soient bio pour en optimiser les bienfaits et éviter la contamination de pesticides et autres substances nocives et irritantes pour la peau.

LE BAIN DÉTOX AU SEL D'EPSOM

Voilà mon bain de prédilection après une journée intense, quand je suis enrhumée, ou après une séance de sport et que les muscles ont bien travaillé…
Le sel d'Epsom contient du sulfate de magnésium, un composé minéral important qui aide à équilibrer les nombreux processus biologiques du corps et à éliminer les toxines par la peau. Le magnésium aide à calmer et à éliminer l'excrétion de l'acide lactique des tissus musculaires, et cela aide également à apaiser les problèmes cutanés, notamment l'eczéma et le psoriasis.

3 à 4 tasses de sel d'Epsom

1 — Trempez-vous dans un bain chaud avec le sel d'Epsom pour aider à éliminer les impuretés. Pour soulager la peau ou les muscles, 1 à 2 tasses peuvent déjà faire leur effet.

2 — Restez au moins 20 minutes.

LE BAIN RELAX & RELIEVE
À L'HUILE ESSENTIELLE DE LAVANDE FINE

J'adore utiliser la lavande dans mes préparations beauté et bien-être. S'il y a une huile à garder chez soi, c'est celle-ci : c'est un peu l'huile à tout faire… Ses bienfaits sont nombreux :
c'est un puissant antibactérien ; elle permet de lutter contre l'acné, car elle régule la production de sébum ; en tant que sédatif naturel, elle apaise le système nerveux ; elle favorise la cicatrisation ; elle améliore la digestion ; elle aide à dégager les voies respiratoires ; elle améliore le sommeil ; enfin, elle apaise les coups de soleil.

1 tasse de sel de mer (ou sel d'Himalaya)

1 tasse de sel d'Epsom

1 tasse de bicarbonate de soude alimentaire

½ tasse de vinaigre de cidre

10 gouttes d'huile essentielle de lavande fine

1 — Mélangez le tout. C'est prêt !

2 — Plongez dans le bain, et profitez de ce moment de détente pour au moins 20 minutes.

LE BAIN SOOTHE & SOFTEN
AUX FLOCONS D'AVOINE

L'avoine est un ingrédient étonnamment apaisant et cicatrisant. Il est extra pour apaiser les inflammations liées à des agressions externes ou des problèmes cutanés : coups de soleil, piqûres d'insectes, eczéma, psoriasis et dartres. Je l'ai beaucoup utilisé dans le bain pour mon fils à peau atopique.

1 tasse d'avoine

EN OPTION

de la lavande séchée, par exemple

1 — Remplissez une vieille chaussette avec l'avoine, puis nouez-la. Si vous en avez, vous pouvez ajouter la lavande.

2 — Plongez-la dans l'eau du bain, en pressant de temps en temps. La chaussette dégage une eau d'avoine trouble riche en émollients naturels. À utiliser une seule fois.

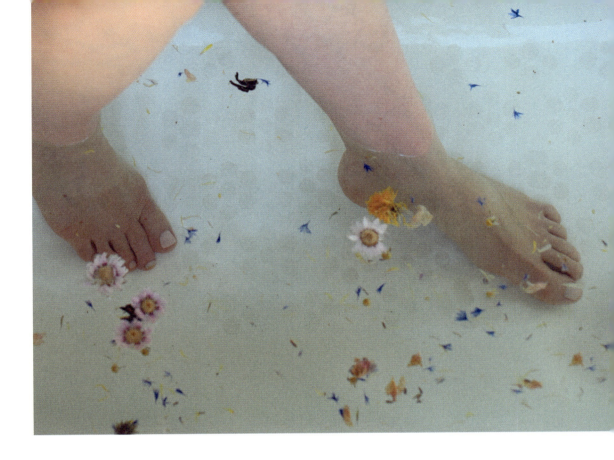

LE BAIN SELF LOVE AUX PÉTALES DE ROSE, LAIT ET MIEL

L'acide lactique dans le lait est un exfoliant doux qui élimine les peaux mortes. Le miel hydrate, adoucit et cicatrise. La rose apporte des propriétés apaisantes aux peaux irritées, illumine votre teint et resserre les pores pour une apparence lisse. En plus, le parfum naturel est si apaisant… Ce bain vous aide à laisser la journée derrière vous et à vous préparer pour une douce soirée et une belle nuit. C'est aussi conseillé pour les peaux sensibles. La rose serait porteuse d'amour-propre, de confiance et de féminité sacrée : c'est my ultimate self care beauty bath !

2 à 4 tasses de lait bio

½ tasse de miel

1 tasse de pétales de rose séchés (dans un sac en mousseline)

1 — Ajoutez le tout dans votre bain, puis mélangez avec la main.

2 — Relaxez-vous.

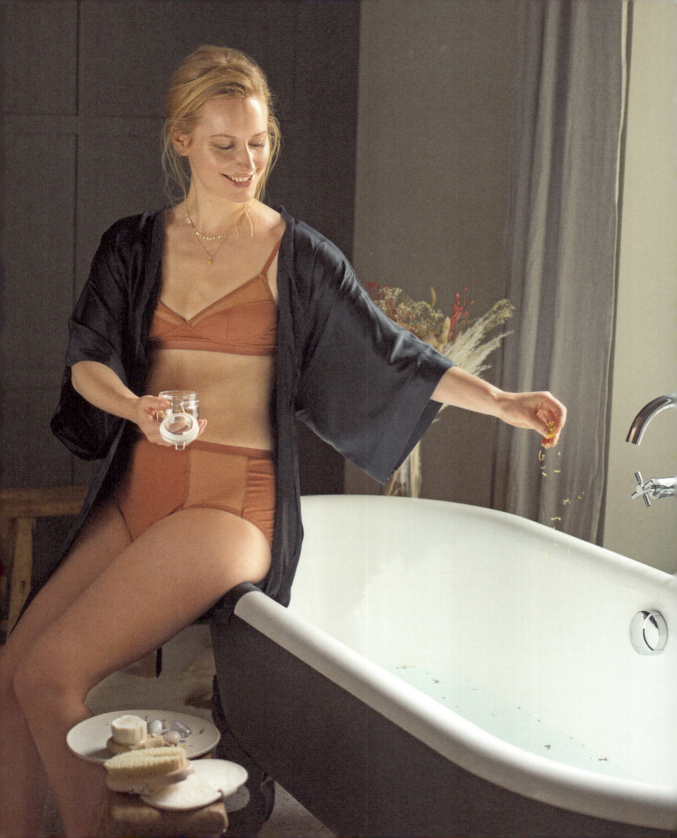

LE BAIN RENEW & CLEANSE AU THÉ VERT

Le bain au thé vert détoxifie la peau, aide à équilibrer le teint, aide à la réparation des dégâts du soleil, réduit l'inflammation et aide à traiter et à prévenir l'acné, ainsi que d'autres affections cutanées comme le psoriasis.

4 à 6 sachets de thé vert ou ½ tasse de thé en vrac que vous mettrez dans un sac en mousseline

1 — Ajoutez le thé à l'eau bien chaude de votre bain.

2 — Laissez refroidir jusqu'à pouvoir y entrer.

GLOW TIP

Pour un bain plus relaxant, vous pouvez utiliser des sachets de thé à la camomille. Et si c'est le soir, pourquoi ne pas siroter une tisane à la camomille en même temps ?

ZOOM

POUR PERSONNALISER VOS RITUELS

- Pour apaiser : lavande, camomille, sauge sclarée, néroli ;

- Pour dynamiser : menthe poivrée, romarin, citron, basilic ;

- Pour purifier : eucalyptus, arbre à thé, lavande, ravintsara ;

- Pour raffermir : bois de rose, cèdre de l'atlas, santal blanc, pamplemousse.

Personnellement, mes trois huiles essentielles incontournables sont l'eucalyptus (antiviral, décongestionnant, très purifiant), la lavande fine (dont nous avons vu les multiples bienfaits) et le romarin (qui stimule la circulation sanguine, restaure l'élasticité et tonifie).

LES RECETTES HOME SPA POUR LE VISAGE

L'aromathérapie fait partie de mes pratiques si glowy pour l'intérieur et l'extérieur. Certaines recettes contiennent donc des huiles essentielles, toujours pures et bio ! Mais attention : si vous n'avez pas l'habitude d'en utiliser, vérifiez toujours, en mettant une goutte à l'intérieur de votre coude et en attendant quelques heures, que vous tolérez l'huile en question.

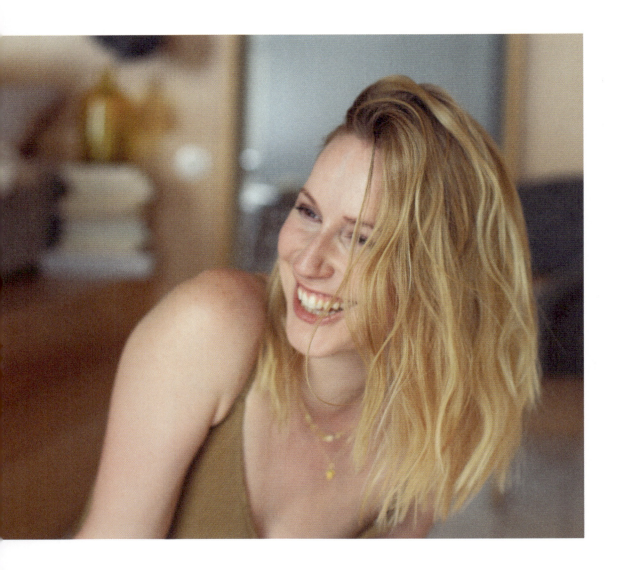

LE MASQUE BONNE MINE

1 c. à c. d'huile végétale de carotte

Un peu de miel liquide

1 c. à c. de yaourt

1 — Appliquez le mélange sur une peau propre (visage et cou).

2 — Laissez poser le masque pendant 10 à 15 minutes (ou plus !), avant de rincer à l'eau tiède.

LE MASQUE ALL ZEN

Ce masque est absolument génial, après une courte nuit, par exemple… Et c'est aussi le top pour faire dégonfler le contour de l'œil et réveiller le regard !

Un morceau de concombre (environ 8 cm)

1 — Pour apaiser et décongestionner la peau de votre visage, épluchez et mixez le concombre.

2 — Appliquez-le sur votre visage et laissez agir 10 à 20 minutes. Cela fonctionne encore mieux s'il sort directement du réfrigérateur !

LE MASQUE INSTANT GLOW

C'est le masque à tout faire ! Cicatrisant, apaisant, purifiant et adoucissant, ce miel aux actifs puissants est un de mes masques préférés pour embellir ma peau.

Miel de manuka

1 — Pour ce masque simplissime mais si efficace, il vous suffit d'étaler ce miel sur le visage.

2 — Laissez agir 15 à 30 min, puis rincez à l'eau tiède.

LE MASQUE PEAU NETTE À L'ARGILE VERTE

1 c. à s. d'argile verte

1 c. à s. d'huile de bourrache

1 — Pour ce masque simplissime mais si efficace, il vous suffit d'étaler ce miel sur le visage.

2 — Laissez agir 15 à 30 min, puis rincez à l'eau tiède.

LA LOTION SKIN SAVER

5 ml d'huile végétale de nigelle

8 ml, soit 63 gouttes, d'huile essentielle d'arbre à thé

5 ml, soit 88 gouttes, d'huile essentielle de lavande

7 ml, soit 25 gouttes, d'huile essentielle de citron

1 goutte de vitamine E (antioxydant)

1 — Mélangez bien après chaque ajout.

2 — Versez la préparation dans un flacon propre et opaque.

3 — Cette préparation peut être utilisée plusieurs fois par jour, sur une peau parfaitement propre et uniquement sur les zones concernées par l'apparition de boutons ou d'imperfections occasionnels. La lotion s'applique après le tonique ou l'eau thermale et avant les soins hydratants. Elle se conserve trois mois.

EXFOLIATION GODDESS FACE

1 c. à s. de fruit (agrumes, ananas, kiwis ou pommes pour une exfoliation plus profonde ; banane, papaye ou pêche et la papaye pour plus de douceur pour votre peau)

EN OPTION

quelques gouttes de citron

1 — Écrasez 1 c. à s. du fruit choisi. Ajoutez le citron pour un effet plus astringent et éclaircissant.

2 — Appliquez la pâte sur une peau propre et laissez reposer 10 minutes. Si vous avez une peau sensible, commencez par 3 minutes.

3 — Rincez à l'eau tiède.

LE BAUME À LÈVRES KISS KISS

30 g d'huile de noix de coco

60 g de cire d'abeille

30 g de beurre de karité

1 c. à c. d'extrait de noix de coco ou de vanille

1 poignée de pétales de rose frais ou séchés (n'hésitez pas à remplacer la rose par une fleur ou une herbe différente)

1 c. à c. d'huile d'amande douce

1 — Ajoutez tous les ingrédients dans une petite casserole. Chauffez le mélange à feu doux jusqu'à ce que le tout soit fondu.

2 — Versez le mélange dans de petits contenants désinfectés. Si vous le souhaitez, vous pouvez ôter les pétales, mais c'est si joli de les laisser dedans.

3 — Laissez refroidir complètement (quelques heures), et vos baumes pour des lèvres toutes douces sont prêts à être utilisés.

LE DÉMAQUILLANT À L'HUILE VÉGÉTALE

Simple et efficace : j'adore ! Les huiles végétales sont d'excellents démaquillants avant la deuxième étape de nettoyage. Utilisez par exemple de l'huile de coco, qui est idéale pour enlever toutes les traces de maquillage, même waterproof. J'aime aussi beaucoup l'huile d'argan, de jojoba, de sésame ou encore le calendula pour les peaux les plus sensibles.

LE TONIQUE ÉCLAT AU THÉ VERT

Ce tonique réveillera le teint, luttera contre les impuretés, tout en apaisant la peau.

1 tasse d'eau à 85 °C

1 c. à c. de thé vert

1 — Faites infuser le thé. Placez le mélange au réfrigérateur durant une nuit.

2 — Filtrez la lotion. Versez-la dans un flacon stérile avec une pompe spray et gardez-la au réfrigérateur pour l'effet fraîcheur. Vous pouvez le garder environ une semaine au frais.

LES RECETTES HOME SPA POUR LE CORPS

On pense souvent à s'accorder un peu de temps pour un masque visage, mais n'oubliez pas votre corps ! Lui aussi mérite des soins réconfortants. L'application d'un baume, d'un exfoliant ou d'une huile se révèle l'occasion d'un massage agréable. Moment bien-être garanti !

LE BAUME HYDRATANT INFINITE LOVE

C'est le masque à tout faire ! Cicatrisant, apaisant, purifiant et adoucissant, ce miel aux actifs puissants est un de mes masques préférés pour embellir ma peau.

4 c. à s. d'huile végétale de coco ou d'amande douce

2 c. à s. de cire d'abeille

3 c. à s. d'eau

1 goutte d'huile essentielle de géranium rosat

1 — Faites fondre l'huile, l'eau et la cire d'abeille à feu doux. Agitez continuellement à l'aide d'un fouet jusqu'à ce que la cire fonde. Le but est d'émulsifier la préparation, comme si vous prépariez une vinaigrette.

2 — Transvasez le mélange dans un contenant propre, stérilisé et hermétique. Laissez-le tempérer. Ce baume ne se conserve pas plus de deux semaines. Jetez-le si la consistance et l'odeur changent.

3 — Ajoutez l'huile essentielle et massez-vous avec ce baume.

LE BAUME RÉPARATEUR À L'AVOCAT

100 ml de beurre de karité

10 ml d'huile végétale d'avocat

10 ml d'huile végétale de coco

1 — Mélangez les ingrédients, puis versez le tout dans un pot.

2 — Chauffez une noisette de beurre dans le creux de votre main avant d'appliquer ce baume en massage.

L'EXFOLIANT CORPS PEAU DE RÊVE ET CLARTÉ D'ESPRIT

4 c. à c. de marc de café

2 c. à c. d'huile d'olive ou d'huile d'amande

3 gouttes d'huile essentielle de menthe poivrée (à enlever si vous êtes sensible ou allergique aux huiles essentielles)

1 — Mélangez tous les ingrédients, jusqu'à l'obtention d'une pâte qui ressemble à une pâte à tartiner. Si vous avez pris du marc de café sec et que le mélange est trop épais, n'hésitez pas à rajouter un peu d'huile.

2 — Appliquez sur la peau humide de petites quantités de cette préparation, en faisant des mouvements circulaires. Insistez sur les coudes, les genoux ou le dessous des pieds, où la peau est souvent plus rugueuse, afin d'affiner votre grain de peau.

LE BEURRE CORPOREL CALME ABSOLU À LA VANILLE

½ tasse de beurre de karité

¼ tasse d'huile de coco

¼ tasse d'huile d'amande douce

2 c. à s. d'extrait de vanille

1 — Faites fondre le beurre de karité et l'huile de coco à feu doux dans une petite casserole. Attention à ne pas faire bouillir votre mélange. Laissez sur le feu juste assez longtemps pour que les huiles fondent. Remuez constamment.

2 — Versez votre mélange dans un bol en métal ou en verre. Ajoutez l'huile d'amande douce et la vanille, puis remuez.

3 — Placez le mélange au congélateur pendant à peu près 15 minutes, jusqu'à ce que le mélange commence à se solidifier.

4 — Mélangez (si possible au batteur électrique) jusqu'à former une pâte moelleuse mais ferme. Ce travail prendra quelques minutes. Si votre mélange paraît encore trop liquide, n'hésitez pas à le remettre quelques minutes au congélateur (pour le refroidir), puis essayez à nouveau.

5 — Placez la crème dans un joli bocal en verre.

L'HUILE ANTICELLULITE

5 ml d'huile essentielle d'hélichryse italienne

1 ml d'huile essentielle de lentisque pistachier

2 ml d'huile essentielle de citron

2 ml d'huile essentielle de cyprès vert

50 ml d'huile d'argan

1 — Mélangez tous les ingrédients dans un flacon opaque.

2 — Versez votre huile anticellulite dans un flacon opaque. Massez les zones concernées matin et soir pendant deux mois, pour un meilleur résultat.

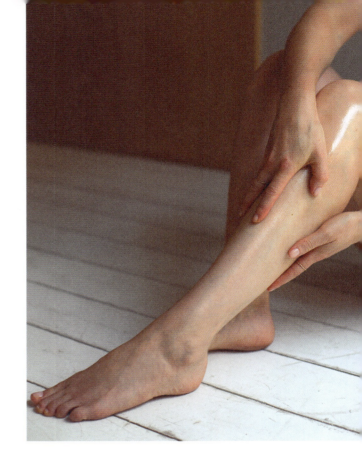

ZOOM

BYE BYE CELLULITE

Voici quelques gestes et produits du quotidien qui vous permettront de dire adieu à votre cellulite !

- L'eau froide raffermit, favorise l'élasticité et resserre les pores. Douchez à l'eau froide vos jambes, vos cuisses et vos fesses. En alternance avec de l'eau chaude, qui elle favorise la bonne élimination de toxines. Cette alternance aide la bonne circulation : c'est ce qu'on appelle la douche écossaise.

- L'exercice physique, notamment le renforcement musculaire et la natation, vous aidera grandement, car le fait de se muscler lissera votre peau.

- Certaines huiles raffermissent : pensez à l'huile d'Argan, à l'huile de bourrache et à l'huile de figue de barbarie.

- Bien sûr, l'alimentation saine dont on a parlé, c'est le must ! Et laissez tomber le tabac… pour éviter l'accumulation de toxines dans les tissus.

TECHNIQUES NATURELLES POUR *booster* LA PEAU

Il est normal de vouloir prendre soin de soi et de se sentir belle. Quelle femme n'a pas envie de vieillir avec grâce et que cela puisse se voir sur son visage ? C'est aussi l'expression de notre intérieur et notre première et plus flagrante carte de visite...

Mais faire de la quête de la beauté une obsession physique est bien moins sain. Chercher la beauté plastique pour combler un vide émotionnel ne sera jamais une pratique satisfaisante et ne vous apportera guère de rayonnement. Pouvoir se faire du bien avec des pratiques et des soins naturels qui favorisent le bien-être intérieur sera toujours pour moi l'ultime « remède » qui nous mettra en valeur et augmentera notre rayonnement.

Les *skinboosters* et traitements anti-âge d'aujourd'hui sont nombreux. Je vous parlerai ici des techniques les plus pointues et green qui restent respectueuses de l'équilibre naturel de la peau.

Et n'oublions pas, pour optimiser un travail précis sur la peau, que la prévention est l'arme secrète : il vaut mieux commencer tôt et en douceur que faire des gestes drastiques pour essayer de se rattraper plus tard.

> GLOW MANTRA
>
> *Votre visage est marqué par les lignes de la vie, par l'amour et le rire, la souffrance et les larmes. C'est beau.*
> — Lynsay Sands

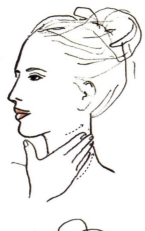

L'AUTOMASSAGE ANTI-ÂGE

Le massage du visage est un fabuleux geste de beauté holistique anti-âge. Delphine Langlois, facialiste et experte kobido à Paris à qui je confie mon visage avec joie depuis un an, explique : « Votre visage est le miroir de vos émotions, il reflète votre état intérieur. Les muscles sous-jacents à votre peau sont à l'origine de vos mimiques, de vos expressions faciales qui au cours du temps vont façonner votre visage. » Le massage facial, que vous pouvez réaliser sous forme d'automassage quotidien ou bien de massage ponctuel avec une facialiste, permettra de relaxer et de soulager vos tensions faciales qui sont à l'origine de la formation des rides. Ainsi, par des techniques de lissage et de stretching musculaire, vous pourrez retarder les signes du temps. De plus, le massage permettra d'oxygéner les tissus, en améliorant la circulation sanguine et lymphatique, afin de stimuler la micronutrition cellulaire à l'origine de la synthèse de collagène et d'élastine. Votre peau en ressortira plus lumineuse, plus souple et plus dense.

Masser votre peau est un geste puissant qui permet de ralentir les signes du temps. Il a été scientifiquement prouvé que la seule action du massage, en dehors de toute utilisation de produit, a une action directe sur la fermeté, sur la densité du derme ainsi que sur la profondeur des rides. Le massage facial est une vraie alternative 100 % naturelle pour bien vieillir.

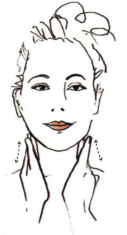

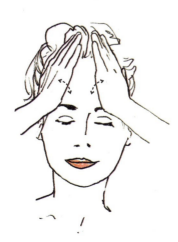

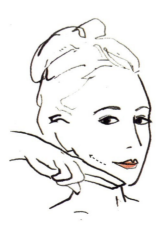

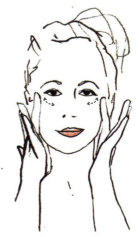

De plus, au-delà des bienfaits visibles du massage sur votre visage, l'automassage défatigue et détend les traits du visage en chassant le stress qui s'y accumule durant la journée. Le massage éveillera vos sens (le toucher et l'odorat), entraînant une détente cérébrale immédiate.

LE JADE ROLLER ET LE GUA SHA

Pour compléter ou remplacer la routine d'automassage avec les mains, j'utilise le gua sha et le jade roller, deux outils de beauté extraordinaires. Ils sont très ludiques, vous pouvez les utiliser partout pour masser quotidiennement votre visage : devant votre miroir, dans votre lit, dans un bon bain ou même devant une série ! En plus de présenter des bienfaits exceptionnels au niveau de la peau, ces beauty tools venus tout droit d'Asie procurent un vrai moment de bien-être et de relaxation.

Delphine Langlois qui les inclut aussi dans ses protocoles nous explique la différence :

— **LE JADE ROLLER** est très simple d'utilisation. Décongestionnant par sa fraîcheur naturelle, il est ultra, ultra détox, car on va l'utiliser en suivant le système lymphatique de façon à drainer le visage. Utilisé quotidiennement, il apportera de l'éclat à votre teint, améliorera le grain de votre peau en diminuant les imperfections. Mais surtout, vous pouvez l'utiliser de façon ciblée sur le contour de l'œil ; afin de réduire les cernes et les poches.

— **LE GUA SHA** est plus puissant que le jade roller. Une fois que vous maîtriserez son utilisation, vous aurez entre les mains le « couteau suisse » des outils de beauté. En fonction du bord utilisé, de la pression, de la vitesse et de l'angle appliqué sur la peau, vous pourrez agir directement sur la lymphe, la circulation sanguine et les muscles. Avec le gua sha, vous drainerez votre visage, comme avec le jade roller, mais surtout, vous aurez une action anti-âge. Le gua sha vous permettra en effet de lifter, de tonifier et de défroisser rides et ridules.

Quel que soit l'outil que vous choisissez, utilisez-le sur une peau parfaitement nettoyée et appliquez ensuite votre huile préférée. Il faut effectuer des mouvements ascendants et extérieurs avec une légère pression, sans tirer la peau surtout.

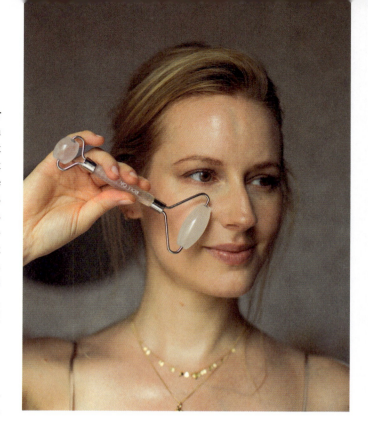

Personnellement, j'aime utiliser le jade roller le matin, pour son effet frais et décongestionnant (surtout au niveau des yeux), et garder le gua sha pour ma routine du soir, afin de détendre toutes les tensions faciales accumulées durant la journée. Ces deux outils de beauté sont incroyables et je recommande vivement de les intégrer à votre routine beauté quotidienne, car n'oubliez pas, c'est la régularité du geste qui fera la différence.

LA LUMIÈRE LED

À l'origine, la luminothérapie a été développée pour accélérer la guérison des plaies et des cicatrices postopératoires. Ce traitement, communément appelé LED, est souvent utilisé dans les soins professionnels du visage : il est idéal pour réduire l'apparence des rides et des ridules, avoir un teint plus uniforme, réduire la taille des pores et éclaircir la peau. Concrètement, le teint est « repulpé » par la stimulation de la production de collagène (effet « remplissage » de petits plis et ridules) et d'élastine (qui aide à raffermir la peau et lui donne plus d'élasticité).

Céline Aharoni, facialiste à Paris, explique comment elle utilise les LED selon les différentes problématiques :

— **Pour les peaux acnéiques, la lumière bleue est géniale,** car elle dégonfle l'inflammation au niveau du bouton. Il y a comme un effet calmant immédiat. On peut le coupler à la lumière verte pour son effet anti-rougeurs.

— **La lumière rouge est la plus forte et celle qui pénètre le plus.** Elle agit sur la réjuvénation et la production de collagène, permet aux cellules de se renouveler plus vite et donne un effet bonne mine immédiat.

— **La lumière verte agit sur les rougeurs et les taches.** Je l'utilise lorsqu'une cliente rougit un peu après un gommage ou un masque, et c'est très efficace.

Selon vos problématiques de peau, on peut par exemple prévoir des séances deux à trois fois par semaine pendant quatre à six semaines, puis une fois par mois en entretien. Personnellement, la cure de lumière verte a beaucoup aidé à désensibiliser ma peau qui par la suite était moins réactive.

LES VENTOUSES ANTI-ÂGE

Les ventouses faciales stimulent la microcirculation et donnent toujours un éclat immédiatement après leur utilisation. Elles se posent sur la peau du visage préalablement huilée, puis servent à l'exercice d'un massage drainant aux effets liftants. Elles offrent la promesse d'un teint plus lumineux, d'un ovale du visage redessiné et d'un regard rajeuni.

LE MICRO-NEEDLING

Ce soin cutané à micro-aiguilles a pour but de réactiver la production de collagène dans la peau, de relancer le processus de cicatrisation de l'épiderme et de mieux faire pénétrer les soins que l'on applique sur la peau. C'est une bonne technique contre le vieillissement cutané, en prévention ou en correction des effets de l'âge.

Le principe en est un rouleau à micro-aiguilles qui microperfore la peau. Le soin permet de gagner en fermeté, de diminuer les ridules et les pores dilatés, d'apporter plus d'éclat et d'unifier, de réduire (voire d'effacer) les traces d'acné. Ce n'est pas pour les peaux les plus sensibles : auquel cas il faut éventuellement commencer avec le nano-needling (aiguilles encore plus fines) car plus doux pour la peau.

> **GLOW TIP**
>
> **Pensez aussi à ces techniques efficaces et naturelles : le sauna infrarouge et les bains vapeur du visage stimulent la circulation, aident à ouvrir les pores pour éliminer en profondeur les impuretés et redonnent de l'éclat immédiat à la peau. Je suis absolument fan. Dès que je pourrai, j'installerai le sauna infrarouge chez moi !**

MATHILDE LACOMBE

Fondatrice de AIME, une marque de soins avec une approche in & out.

Peux-tu partager les projets qui te font vibrer en ce moment ?

AIME : un projet qui me fait vibrer à 100 % depuis le lancement. Et nous ouvrons notre première boutique parisienne cet été !

L'alimentation saine et le bien-être, ce sont des sujets qui t'ont toujours intéressée ? Comment as-tu commencé à t'y intéresser plus en profondeur ?

Le bien-être m'a toujours passionnée, car il est lié à la beauté. Or c'est un univers dans lequel j'évolue depuis un moment. L'alimentation, j'ai commencé à m'y intéresser de plus près à la suite de problèmes de peau que je n'arrivais pas à soigner. Plus je m'y penche, plus le sujet me passionne.

Quelles sont tes trois habitudes alimentaires clés ? Qu'est-ce qu'elles t'apportent ?

— Me faire plaisir (rien de pire que la frustration) !
— Le jeûne intermittent : je saute le petit déjeuner au moins une fois par semaine afin de laisser une phase de jeûne d'au moins douze heures depuis le dernier dîner. Ça met le corps au repos, ça fait du bien.
— Peu de gluten, de produits laitiers et de viandes rouges. J'évite tout ce qui est trop inflammatoire pour mon corps.

Qu'est-ce que le mot équilibre évoque pour toi et comment fais-tu pour trouver ton équilibre au quotidien ?

Le mot équilibre me parle, d'autant que j'ai écrit un livre dont c'était le sujet. Je pense que la meilleure façon de trouver son équilibre, c'est d'avoir conscience que l'équilibre d'aujourd'hui ne sera pas celui de demain. Il faut s'écouter, se remettre en question régulièrement et ne pas avoir peur du changement ni, surtout, du regard des autres. À chacun de trouver ce qui lui convient.

Quelle est ta vision de la beauté ?

In & out. Tout commence à l'intérieur !

Peux-tu partager avec nous ta routine beauté ?

Un bon nettoyage quotidien, de l'hydratation et une protection solaire. Je mets un sérum à base de vitamine C tous les jours. Et je ne commence pas la journée sans avoir pris mes probiotiques.

Quel est ton top 3 de produits ou d'objets beauté, dont tu ne te sépares jamais ?

Mon French Glow Aime, un blush crème Westman Atelier et ma poudre Jane Iredale.

De quoi es-tu la plus fière aujourd'hui ?

Mes enfants sont ma plus grande fierté !

Une mauvaise habitude dont tu aimerais te débarrasser ?

L'impatience. Mais c'est un défaut

qui a aussi ses qualités, car c'est en étant impatiente que j'avance vite !

Quel conseil donnerais-tu pour développer la confiance en soi et poursuivre ses rêves ?

S'écouter avant d'écouter les autres.

Dis-nous quelque chose que nous ignorons de toi.

Si vous l'ignorez, c'est sûrement que je préfère le garder pour moi !

Ton conseil ultime pour plus de glow ?

Être heureux !

Un mantra qui t'inspire ?

« If not now, then when ? » :
« On n'a qu'une vie ! »

JULIETTE LEVY-COHEN

Fondatrice d'Oh My Cream.

Peux-tu te présenter ?

Je suis une future maman de 31 ans et j'ai monté, il y a six ans, Oh My Cream : un concept store beauté, physique (nous avons dix boutiques en France) et online, qui initie les femmes à une nouvelle génération de marques clean, efficaces et ultra inspirantes !

Qu'est-ce que la clean beauty ?

Parce que nous croyons à la transparence et qu'une formule construite autour d'actifs forts et sans « remplisseurs de tubes » est (toujours) beaucoup plus efficace, nous trions sur le volet les marques et prônons la clean beauty chez Oh My Cream. Malheureusement, il n'existe pas de définition officielle de ce concept. Et fort heureusement, en France, nous avons la chance d'être protégés par la législation européenne : la plus stricte au monde ! Mais, s'il fallait définir la clean beauty chez Oh My Cream, ce serait :
– traquer les formules « vides » : nous ne bannissons pas les ingrédients inertes (qui ne présentent aucun risque pour la peau mais qui n'apportent pas de bénéfice particulier : huile minérale, silicone, parfum, SLS, etc.), mais nous vérifions qu'ils ne composent pas la majorité de la formule et qu'ils ne sont pas sujets à une polémique concernant la santé. De plus, lorsqu'un ingrédient est susceptible de provoquer une réaction cutanée, nous vérifions que le produit en question n'est pas destiné à un type de peau à risque. Par exemple, une huile minérale, qui est sans risque pour une peau sèche et mature, ne sera pas adaptée à une peau à problèmes, car son côté filmogène peut créer de petites imperfections chez cette nature de peau ;
– analyser une formule dans son ensemble : lorsque nous sélectionnons un produit contenant un ingrédient pouvant susciter un questionnement, nous vérifions que le reste de la formule contient une majorité d'ingrédients actifs intéressants ;
– éviter l'accumulation et étudier la concentration des ingrédients : lorsqu'un produit contient un ingrédient sujet à questionnement, nous nous assurons que la concentration est la plus faible possible. Et le plus souvent, celle-ci est bien en dessous du seuil autorisé par la législation européenne. Nous prenons également en compte la destination du produit, la fréquence d'utilisation et le potentiel effet cocktail. Dans tous les cas, nous refusons que plusieurs ingrédients sujets à polémique figurent dans une même formule ;
– évoluer en même temps que le marché : nous n'avons pas de discours figé. Nous nous adaptons à l'évolution de la réglementation (obligeant les marques à reformuler), aux progrès de la cosmétique (incitant les marques à innover... et à reformuler) et aux recherches scientifiques qui aboutissent à la découverte d'alternatives crédibles aux ingrédients controversés.
En tout état de cause, la clean beauty selon Oh My Cream, ce n'est pas militer pour du 100 % naturel ou du tout bio (nous sommes convaincues que la science a autant à offrir que la nature et nous pensons que le 100 % naturel et le bio ne sont pas

forcément la solution idéale pour tout le monde !) ni céder aux polémiques (certains ingrédients faisant l'objet de polémiques sont remplacés par d'autres molécules sur lesquelles la science a très peu de recul), et encore moins diaboliser certains ingrédients (aucun ingrédient n'est tout noir ou tout blanc, nous faisons donc le choix d'analyser une formule dans son ensemble pour juger de sa qualité).

Quelle est ta vision de la beauté ?

J'ai une vision très less is more : j'ai testé beaucoup (trop !) de choses pour finalement me rendre compte que quelques essentiels bien choisis et un minimum de fidélité à sa routine de soin, c'est beaucoup plus efficace pour ma peau. Et évidemment, j'ai beau être une grande fan de cosmétique, les soins les plus incroyables ne valent pas grand-chose sans une bonne hygiène de vie (du sommeil, du sport, une bonne alimentation) et une bonne confiance en soi pour dégager ce petit je-ne-sais-quoi...

Peux-tu partager avec nous ta routine beauté ?

Le matin, mon premier réflexe est de filer me réveiller sous la douche, où j'utilise généralement soit mon nettoyant favori, le Cleansing Gel de Susanne Kaufmann, soit la Poudre exfoliante Oh My Cream Skincare pour gommer les cellules mortes tout en douceur deux à trois fois par semaine. Ensuite, j'applique une noisette de la Crème universelle Oh My Cream Skincare, dont je ne peux plus me passer (une texture légère mais super-hydratante, la base de maquillage parfaite), éventuellement mélangée à quelques gouttes d'Huile repulpante Oh My Cream Skincare si ma peau tiraille, et j'opte pour un maquillage light (le fond de teint Sérum de chez Ilia, un Lip2cheek de RMS Beauty en teinte Dabolic, un brin de PurePressed Base SPF20 de chez Jane Iredale pour fixer le tout, une couche de mascara Limitless Lash de chez Ilia et un peu de baume à lèvres de chez REN Clean Skincare).
Le soir, j'ai hâte de me démaquiller avec mon chouchou, le Baume démaquillant Oh My Cream Skincare, qui sent bon la coco, l'avoine, et qui atténue visiblement mes petites imperfections. J'enchaîne sur le même nettoyant que celui que j'utilise le matin, et je vais me coucher la peau nue, histoire de la laisser un peu respirer !

As-tu une alimentation spécifique pour te sentir au top de ta forme ?

Je suis les (bons) conseils de ma mère : manger de tout, en petite quantité, et être à l'écoute de la sensation de satiété. Et effectivement, en matière d'alimentation, le bon sens a tendance à payer, d'autant que je n'ai jamais réussi à suivre de régime ou de règle trop stricte ! Le seul changement que j'ai apporté à mon alimentation ces dernières années, c'est d'enfin prendre le temps de petit-déjeuner : je me prépare tous les dimanches soir des bocaux de Bircher Muesli pour la semaine, qui se conservent très bien plusieurs jours au réfrigérateur et qui sont à la fois délicieux et super énergisants pour attaquer une journée de boulot.

Ton conseil ultime pour plus de glow ?

Aimer ce que l'on a : qu'il s'agisse de son corps, de ses imperfections, de son quotidien, de son couple, de sa vie sociale, de son job... Il n'y a qu'en étant épanoui dans sa vie que l'on dégage ce fameux glow, c'est bête à dire, mais c'est vrai.

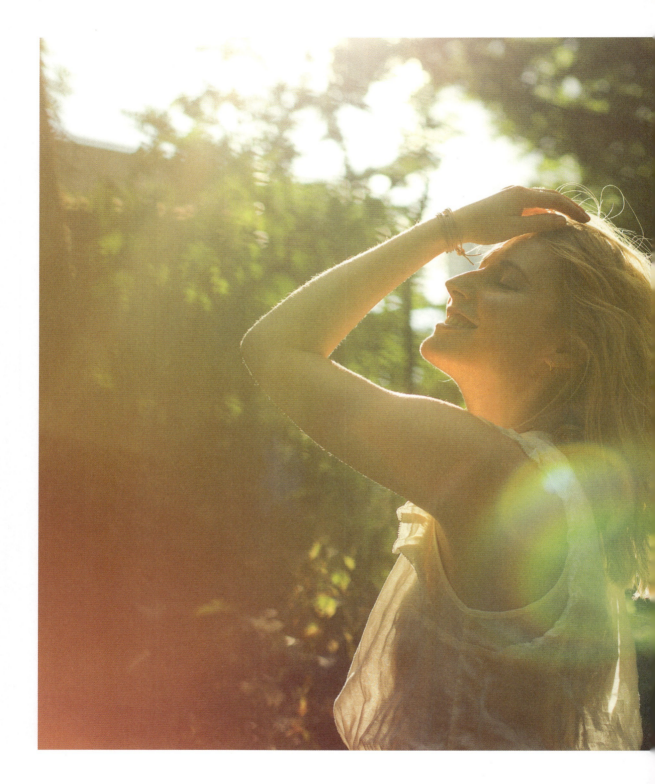

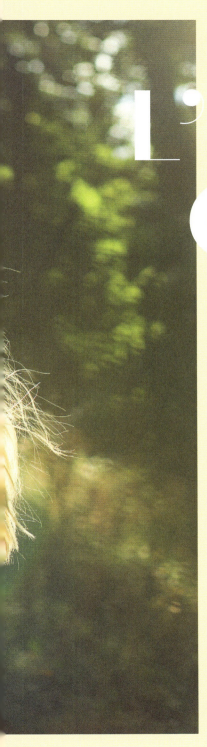

l'infinite GLOW

OU COMMENT DÉVELOPPER LA BEAUTÉ SPIRITUELLE

Est-ce que nous devons absolument définir la beauté ? Je pense que certaines choses ne s'intellectualisent pas, certaines choses doivent être éprouvées pour être comprises. Tout n'est pas palpable dans cette vie, mais cela ne la rend pas moins réelle. Au contraire. La réalité ressentie est souvent au plus proche d'une définition « valable ». Et la beauté, pour moi, reste un sujet si subtil et si puissant à la fois. Elle est surtout un sujet au présent, quand je la ressens… Dans cette partie, je vous propose d'aller plus loin pour accéder à une forme de beauté spirituelle. Nous verrons ici que le real glow, c'est peut-être finalement d'être bien dans son corps et dans sa tête, mais aussi de s'aimer comme on est. Diverses pratiques de relaxation et différentes routines quotidiennes pourront vous aider à renforcer ce glow qui émane d'une sérénité profonde.

RÉCONCILIEZ-VOUS
avec vous-même

Je crois de tout cœur que mieux s'aimer et mieux Aimer avec un grand A est la recette pour mieux vivre et mieux rayonner. C'est une base pour se sentir beau. Ce livre a commencé ainsi, n'est-ce pas ? Ce que l'on est, ce que l'on pense et comment on se sent, on le rayonne. L'amour est une puissante énergie, et si vous l'avez en vous, si vous ressentez de l'amour pour vous, pour les autres, pour la vie tout court, cela se voit. L'ultimate glow se développerait-il par l'amour ?

> *Prenez soin de votre beauté spirituelle intérieure. Cela se voit sur votre visage.*
> **Dolores del Río**

GLOW MANTRA

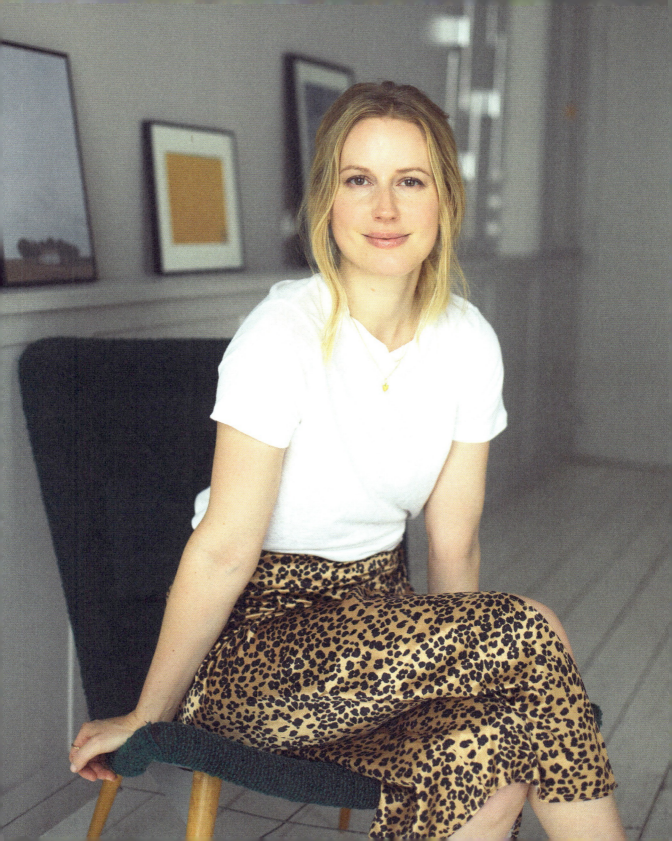

VOTRE BEAUTÉ EST UNIQUE

Votre beauté est unique, car vous êtes quelqu'un d'unique. Connaissez-vous l'expression « Personne n'est comme toi et c'est ton super-pouvoir ? » Vous êtes un être absolument extraordinaire et tout à fait précieux, parce qu'il n'y a personne d'autre comme vous. Personne ne peut apporter à ce monde ce que vous avez à offrir, et cela représente un véritable super-pouvoir. Vous n'avez pas réellement de concurrence, le saviez-vous ? N'est-ce pas beau, quand on y pense ?

Même si l'on parle aussi d'une beauté objective, pour moi, la beauté restera toujours un concept subjectif. Ce que, moi, je vois comme étant beau émane d'un ressenti et d'une évaluation inconsciente, et c'est surtout lié à l'expérience de la beauté. Cela doit évoquer un ressenti : la « sensation du beau », souvent liée au concept du plaisir, mais pas seulement… Ainsi, peu importe que l'on parle d'un visage, d'une œuvre d'art, d'une situation, la beauté m'appartient, à moi. Et être beau, n'est-ce pas se sentir ainsi ?

Il n'est jamais trop tard pour commencer à s'aimer. Parfois, c'est un long apprentissage, qui demande beaucoup de patience, mais les fruits que vous récolterez vaudront chaque effort sur votre cheminement. Et ne croyez pas qu'il faille attendre l'amour des autres pour se sentir aimé : nous pouvons nous-mêmes nous offrir l'amour dont nous avons tant besoin, sinon nous serons toujours en demande et en attente d'approbation de quelque chose hors de notre contrôle. Il s'agit de faire le choix de s'aimer. L'amour-propre n'est pas une qualité innée, il se cultive chaque jour. Il faut commencer par s'accepter tel que l'on est pour, petit à petit, apprendre à aimer le magnifique être que l'on est vraiment ! Car, sans exception, nous sommes tous précieux, nous avons tous quelque chose d'unique à apporter à ce monde. N'est-ce pas magnifique ? J'ai souvent croisé des personnes qui n'incarnaient pas la beauté physique « classique », mais qui dégageaient une telle aura de gentillesse, d'énergie ou de passion que c'en était captivant. Parfois même totalement envoûtant. Ces personnes sont si alignées avec elles-mêmes et avec le monde que la beauté qui émane d'elles devient comme une évidence. Elles ont du glow.

> **GLOW MANTRA**
> *« Soyez votre propre définition de la beauté. »*

LES RITUELS SELF LOVE

Tout commence avec vous et, pour vous reconnecter avec votre glow inné, l'amour-propre est un ingrédient essentiel à ne pas négliger dans votre routine beauté. Voici comment :

— **DÉCIDEZ DE VOUS AIMER.** Voilà le point le plus important ! L'amour-propre commence avec la décision de s'aimer. De nous accepter tels que nous sommes, avec toutes nos parts d'ombre et de lumière. Nous avons tous des « défauts » et des « qualités » : c'est la nature humaine. Et quand nous nous décidons enfin à nous aimer entièrement, pour tout ce que nous sommes, nous débloquons une importante énergie portante. Nous enlevons le frein et nous entrons dans notre véritable glow… Notons que le fait de nous accepter comme nous sommes aujourd'hui ne veut pas dire que nous nous autorisons à stagner dans des comportements nocifs, sous prétexte de nous aimer comme nous sommes. S'aimer, c'est aussi se respecter et vouloir grandir tout au long de la vie. C'est observer ses points d'amélioration avec bienveillance et s'accompagner sans jugement dans le processus.

— **PRENEZ CONSCIENCE DE VOTRE MONOLOGUE TOXIQUE INTÉRIEUR.** Pour arrêter de se juger et de se critiquer jour après jour, pour enfin apaiser cet autosabotage continuel et toxique, il faut commencer par prendre conscience du monologue en question. Souvent, c'est simplement un automatisme et beaucoup de gens ne se rendent pas compte qu'ils se disent « Je suis nul » ou « Je suis moche » vingt, quarante ou quatre-vingts fois par jour ! Pour déclencher le processus de changement, il est essentiel de commencer par repérer ce que nous devons changer. Observez vos pensées et constatez quand une pensée « parasite » apparaît. Écrivez-la noir sur blanc sur un papier, car ce geste qui concrétise le schéma mental change tout. En effet, votre cerveau saisira mieux la situation et réalisera qu'un monologue abaissant a lieu. Vous pourrez par la suite choisir en conscience de placer votre attention et votre énergie sur des messages plus positifs.

— **TROUVEZ VOTRE MONOLOGUE BIENVEILLANT.** Une fois le monologue d'autosabotage repéré, remplacez chaque pensée négative par une pensée constructive, pour travailler à créer de nouveaux réflexes. Voici un exemple concret : si votre pensée habituelle est « Je suis moche », remplacez cette affirmation par une phrase comme « Je suis précieux », ou bien « Je suis une belle personne », ou encore « J'ai des yeux magnifiques ». Même si vous ne le croyez pas vraiment au début, vous commencerez ainsi par pratiquer un changement de perception. Il est nécessaire de créer une nouvelle habitude bienveillante pour votre cerveau si vous souhaitez vivre une transformation.

— **PRATIQUEZ LE NON-JUGEMENT.** Être dans le jugement permanent, vis-à-vis de vous-même et/ou des autres, amplifie l'autosabotage, car cela implique d'être à la recherche de vos propres « défauts ». Essayez la pratique du non-jugement :

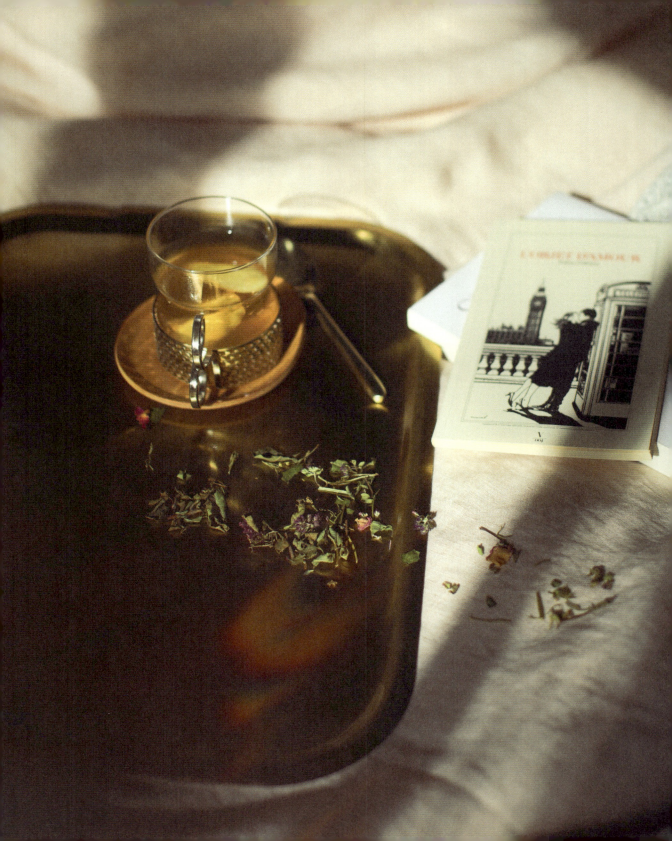

je vous garantis qu'elle est très libératrice… Commencez avec un temps (ou une journée) consacré à cette pratique. Dites-vous par exemple, le matin : « Aujourd'hui, je ne jugerai personne, y compris moi-même. » Votre perception du monde, des gens autour de vous, ainsi que votre harmonie intérieure se transformeront… Le jugement nous bloque, car il amène avec lui fermeture et tensions. Moins vous serez dans le jugement, plus les gens recevront une énergie positive de votre part, plus ils se sentiront acceptés, et plus des échanges positifs se créeront. Le non-jugement cultive le cercle vertueux des relations et des liens positifs.

— **AUTORISEZ-VOUS À ÊTRE IMPARFAIT.** La perfection n'existe pas. En tant qu'humains, c'est dans notre propre imperfection que se loge notre perfection. Nous manquerions clairement de charisme sans les reliefs de l'« imperfection », non ? J'aime beaucoup cette citation de Leonard Cohen : « Il y a une fissure en toute chose, c'est ainsi qu'entre la lumière. » Alors lâchons prise, pour juste être nous-mêmes et révéler notre glow inné !

— **RESTEZ BIEN ENTOURÉ.** C'est un point clé pour cultiver son amour-propre : se focaliser sur ses relations bienveillantes. Rien de plus important pour notre bien-être que l'échange et le soutien de notre propre « tribu ». Nos amis et nos proches sont présents pour nous tirer vers le haut. Éloignez-vous des personnes malveillantes ou qui vous abaissent. Même si vous avez un mental en fer, si quelqu'un vous répète que vous êtes « gros », « méchant » ou « pas assez ceci ou cela », cela vous influencera forcément. Et à force de l'entendre, vous risquez d'y croire, voire de vous le répéter à vous-même également…

— **PRENEZ SOIN DE VOUS.** Cela paraît si simple, mais ce n'est pas évident pour tout le monde. Si l'on ne s'estime pas digne d'aller bien, on a du mal à s'offrir des moments à soi. Si tel est votre cas, commencez par

> **GLOW TIP**
>
> **Chaque fois que vous ressentez des choses positives, que vous avez des pensées positives, que vous éprouvez de la gratitude ou de l'amour, chaque fois que vous êtes bienveillant envers vous-même ou quelqu'un d'autre, ou bien à chaque pratique de bien-être, vous produisez des hormones de bonheur. Et ça, c'est un véritable beauty boost !**

pratiquer au quotidien de petits gestes de self care, comme bien dormir, bien manger, faire de l'exercice ou encore une pause thé-lecture. Découvrez ensuite les bienfaits de la méditation, ou d'un bon massage, ou encore d'un soin du visage.

Le livre que vous tenez entre vos mains vous offrira un large choix de pratiques qui nourriront votre corps et votre âme.

> **GLOW TIP**
>
> On le néglige trop souvent : la communication est une autre forme de libération. S'exprimer auprès de l'autre en cas de désaccord ou de mal-être est très important dans la gestion émotionnelle. S'exprimer avec respect est plus efficace ! Attaquer quelqu'un fait rarement avancer...

— **PRATIQUEZ LA BIENVEILLANCE POUR TOUS.** Chaque geste, petit ou grand, et chaque pensée de bienveillance envers vous-même vous apprendront l'amour et confirmeront votre valeur à vos yeux. De même, chaque acte de bienveillance envers les autres reviendra vers vous ! Saviez-vous que chaque échange bienveillant avec quelqu'un a un effet guérisseur direct sur l'organisme ? C'est un super boost d'hormones de bonheur et de bien-être ! Il en va de même pour les échanges que nous avons avec nous-mêmes. Les choses que nous nous disons intérieurement peuvent soit nous élever soit nous diminuer.

— **FAITES PLUS DE CHOIX CONSCIENTS ET FRUCTUEUX.** Chaque chose que vous allez faire ou ne pas faire aura un impact sur votre estime et votre amour-propre. Par exemple, faire une séance de sport le week-end apporte non seulement de multiples bienfaits physiques et psychiques, mais également la satisfaction d'avoir tenu l'engagement que vous avez pris vis-à-vis de vous-même. À l'inverse du scénario où vous auriez trouvé une excuse pour ne pas y aller : préférer rester au lit, traîner devant les réseaux sociaux, vous dire que vous pouvez reporter au lendemain, etc. Alors arrêtons les excuses et prenons plus souvent le choix de pratiquer le bien-être !

— **RESTEZ DANS L'INSTANT PRÉSENT.** Le recentrage est sans doute le meilleur remède pour tout état d'anxiété, de dépression, pour toute émotion difficile... Mon expérience atteste de l'efficacité de l'état de pleine conscience. Les ruminations cessent, ainsi que les projections et les appréhensions concernant ce qui pourrait se produire. Il n'y a plus de passé ni de futur pour nous désorienter. Dans cet état, nous sommes, tout simplement. Dans l'ici et maintenant. Et cette seule sensation d'être apaise le cerveau.

— **PRENEZ DU RECUL.** Vous n'êtes pas votre douleur, vous n'êtes pas vos pensées ni vos émotions. En prendre conscience est une première étape pour parvenir à un certain détachement par rapport à la douleur. Si une émotion douloureuse apparaît (tristesse, colère, frustration ou autre), prenez quelques instants, de préférence dans un endroit calme, pour observer simplement vos émotions. Faites comme si vous étiez quelqu'un d'extérieur, qui regarderait objectivement l'émotion : « Je ne suis pas ma tristesse. Je vis un état de tristesse, mais cela ne me définit pas. » D'après les enseignements bouddhistes, cette conscience, qui est capable d'observer tout ce qui est, serait notre essence propre. Notre vrai soi. Grâce à cette perception, nous pourrions de plus en plus nous détacher des douleurs et des souffrances auxquelles notre mental et notre ego s'accrochent.

DÉCHARGEZ VOS ÉMOTIONS

Libérez vos émotions ! Les émotions qui émergent de vous, c'est de l'énergie. Que ce soit une énergie positive (de la joie, qui se manifeste par un éclat de rire) ou négative (une douleur, qui s'exprime par des sanglots), il s'agit d'une manière pour le corps de se décharger.

S'il n'y a pas de décharge, l'énergie ne peut pas circuler et un potentiel déséquilibre se manifeste, plus ou moins vite. On sait que des émotions refoulées et non traitées peuvent se cristalliser dans le corps. Si la résistance continue pendant des années, ces tensions et ce stress accumulés peuvent se manifester par des maladies dégénératives ou des maux psychiques plus importants. Pleurer quand on est triste, cela nettoie ; crier haut et fort quand on est en colère, ou taper sur un coussin, cela décharge aussi.

Si vous êtes submergé par vos émotions et par le stress, si vous ne vous en sortez pas seul, cherchez de l'aide auprès d'un professionnel. N'attendez pas, ne négligez pas ce besoin de l'esprit et du corps et ne voyez surtout aucune honte dans le fait de chercher de l'aide. Il est normal de se faire guider, d'avoir besoin parfois d'être accompagné. Je vois trop de gens attendre que la situation devienne si critique qu'ils n'ont plus d'autre choix que de chercher de l'aide. Pourquoi attendre ? Votre bien-être est la plus grande des richesses, il devrait être une priorité. Pour vous et pour votre entourage. Pour ma part, je recommande d'ailleurs à tout le monde de faire une bonne thérapie (ou autre travail sur soi) au moins une fois dans sa vie pour être mieux dans sa tête. Nous avons tous notre bagage et nos sujets à travailler…

CULTIVEZ LE POSITIVE MINDSET

Tout se cultive dans la vie. La joie et le positive mindset aussi. Vous connaissez certainement la fameuse citation de Voltaire : « *J'ai décidé d'être heureux car c'est bon pour la santé* » ? N'oubliez jamais que le rire, le fait de s'amuser, d'éprouver de la joie et du plaisir diminuent le stress et boostent le système immunitaire.

Et il n'y a rien de mieux pour rayonner depuis l'intérieur vers l'extérieur...

UNE PRATIQUE POUR NOURRIR VOTRE JOIE

Plaisir, joie, bonheur, il est temps d'intégrer ces mots à votre vocabulaire pour booster votre rayonnement. Et vous verrez, plus vous sourirez à la vie, et plus votre monde vous semblera positif. Essayez, ça vaut le coup...

/ La différence entre plaisir et joie

Comme l'explique Frédéric Lenoir dans son livre intitulé La Puissance de la joie, on considère le bonheur « comme un état d'être durable. Le plaisir est une émotion passagère. [...] Et la joie, c'est beaucoup plus profond, c'est lié à la plénitude de la vie. » Il parle aussi d'une joie active : « C'est la joie de vivre. C'est tout simplement aimer la vie et sans raison. » Beaucoup semblent l'avoir oublié, mais la joie est innée chez l'homme. Et elle se cultive ! Réveillons de nouveau la joie en nous, car elle est une clé du bonheur !

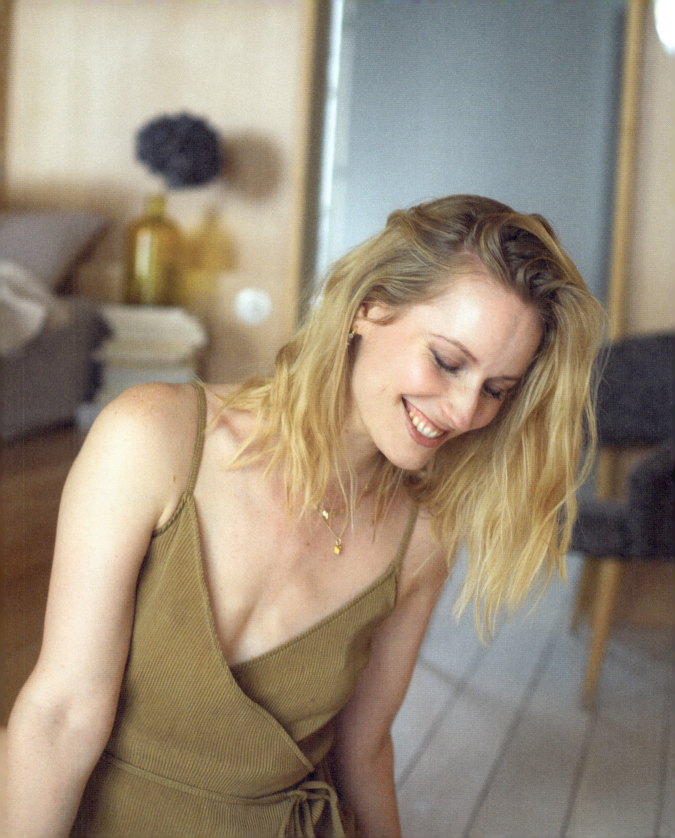

Commencez petit, par exemple, en pratiquant le fameux « Fake it till you make it ». Un sourire, par exemple, est une manifestation corporelle qui envoie un signal positif direct au cerveau. Vous avez certainement remarqué comment un sourire peut transformer l'aura d'une personne, non ? Même si vous n'êtes pas heureux au moment où vous souriez, le sourire changera votre énergie. Cette simple expression du visage apportera des effets positifs sur votre bien-être global et améliorera également vos relations sociales. Recevoir un sourire fait toujours du bien et crée immédiatement plus d'ouverture et de lien. En envoyant un message positif à votre entourage, vous aurez presque toujours du positif en retour. En plus, la joie et les ondes positives sont contagieuses. Et plus vous le ferez, plus cela deviendra naturel. Ça y est, le cercle vertueux est lancé ! Je tiens à souligner qu'avec cette pratique, il ne s'agit certainement pas de se mentir ou de nier ses émotions (no way!), mais simplement de pratiquer ce changement d'énergie choisi avec conscience qui peut nous aider à mieux vivre.

/ Les affirmations

Pour désigner les affirmations, j'utilise souvent le mot mantra. À l'origine, le mantra était un support pour la méditation, visant à centrer le mental. Il se fondait sur la répétition de sons bienfaisants pour le corps et l'esprit. Dans le contexte de ma pratique avec mes clients et bien sûr dans le yoga, les affirmations désignent des messages simples que l'on énonce. Régulièrement répétées, les affirmations s'infiltrent dans notre esprit pour ainsi lentement changer nos pensées et notre réalité.
Les effets en sont bien réels et s'expliquent scientifiquement grâce à la neuroplasticité. Il s'agit en bref de la science qui consiste à recâbler le cerveau pour différentes pensées et différents comportements, à reprogrammer le cerveau en faisant des choix conscients.
Donc, pour pratiquer notre nouveau positive mindset, nous choisissons une affirmation, un mantra, ou simplement une qualité que nous souhaitons cultiver en nous. Cela nous guidera et nous permettra de nous éloigner des pensées diminuantes. Notre journée gagnera une énergie positive et, petit à petit, notre réalité changera. L'affirmation choisie aura un impact positif sur moi et, en portant mon attention là-dessus, je laisserai automatiquement de moins en moins d'espace aux pensées ou aux monologues négatifs.

Parmi la liste suivante, choisissez par exemple une affirmation :
— « Je ressens de la joie, je suis la joie » ;
— « Je m'accepte pleinement comme je suis » ;
— « Je fais des choix avec sérénité et dans le respect de moi-même » ;

— « Je suis quelqu'un de capable et précieux » ;
— « Je manifeste l'abondance dans ma vie » ;
— « J'ai confiance en la vie » ;
— « Je deviens plus vital tous les jours ».

Ou bien une qualité, comme :
— la joie ;
— la patience ;
— la générosité ;
— l'amour ;
— la bienveillance ;
— la sérénité.

Concentrez-vous à présent sur le ressenti de l'affirmation ou de la qualité choisie. Répétez-le mentalement, essayez de le ressentir en vous (« faire comme si » au début), puis pratiquez-le dans vos gestes au quotidien.

> **GLOW MANTRA**
>
> *Changez votre façon de voir les choses, et les choses que vous regardez changent.*
>
> Wayne W. Dyer

CHANGEZ L'IMAGE QUE VOUS AVEZ DE VOUS-MÊME

Pour ressentir votre beauté intérieure, il est souvent nécessaire de modifier le regard que vous portez sur vous-même. C'est en étant convaincu de votre beauté que celle-ci pourra irradier. Voici quelques moyens pour redorer votre image et renforcer votre bien-être…

/ La visualisation

La visualisation constitue un autre outil puissant, qui aide à influencer positivement notre existence et notre bien-être au quotidien.

Si l'on ne se sent pas bien dans sa peau, il est plus difficile de se sentir rayonnant. Et si l'on pouvait changer sa perception de soi tout simplement en s'imaginant confiant, plein d'énergie, rayonnant ? L'exercice que je vous propose permet de travailler avec le subconscient – un outil extrêmement précieux quand on sait que 30 % de nos pouvoirs de traitement sont conscients et que les 70 % restants sont subconscients. Imaginez une seconde toutes ces possibilités inexploitées qui sommeillent en nous ! L'idée serait d'activer et d'utiliser votre subconscient pour obtenir plus de ce que vous voulez dans la vie. Plus de glow, par exemple ?

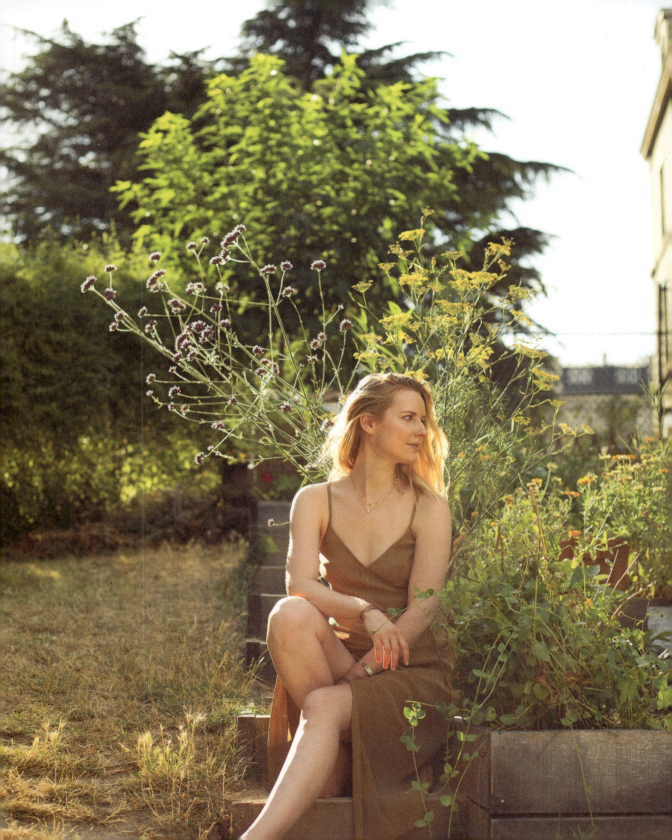

Notre cerveau et notre subconscient ne font pas la différence entre notre imagination et notre réalité. Ainsi, notre imagination est notre réalité. Si, par exemple, je m'inquiète pour une deadline qui approche, mon corps se met en mode défense et produit des hormones de stress. Si je me dis que je suis moche ou pas capable, c'est pareil. Si je me regarde dans la glace avec bienveillance ou que je m'imagine confiant ou beau, les hormones de bien-être sont activées et un état de détente peut s'installer dans les cellules, lesquelles fonctionneront mieux, avec une meilleure oxygénation immédiate. Notre corps réagit automatiquement aux pensées et aux émotions, qu'elles soient négatives ou positives.

Une pensée peut soigner ou nuire. Et c'est pour cela que la visualisation est une manière fabuleuse de créer une meilleure réalité pour nous. Avec la pratique, le cerveau crée de nouveaux chemins neuronaux, et notre perception du monde ainsi que nos comportements changent… Il s'agit d'une préparation mentale, qui peut s'utiliser pour différentes raisons : obtenir certains résultats, atteindre un but précis (performance, attitude, comportement, sensation) ou immédiatement passer à un autre état d'esprit (s'apaiser, se calmer, se motiver, s'énergiser). Beaucoup de sportifs de haut niveau pratiquent la visualisation, en particulier pour améliorer leurs performances. Ainsi, quand ils ne s'entraînent pas physiquement, ils s'entraînent mentalement ! Des personnes alitées ont pu retrouver leur tonus musculaire uniquement avec la visualisation, sans même avoir physiquement utilisé leur corps…

The power of the mind : je trouve cela absolument fascinant ! Vous vous rappelez certainement un moment où vous avez eu une très bonne nouvelle et où votre corps a réagi positivement. Ou simplement, souvenez-vous de la manière dont votre corps réagit quand vous pensez à votre amoureux ou votre amoureuse, aux super vacances à venir, ou à un souvenir joyeux entre amis. Et si vous mettiez cela en pratique de façon stratégique, pour envoyer ces bonnes vibrations à vos cellules et en ciblant votre bonne image de soi, par exemple ?

Comme la méditation ou la respiration apaisée, la visualisation peut se pratiquer n'importe où (idéalement, au début, dans un coin tranquille pour ne pas être dérangé), dans n'importe quelle situation, n'importe quelle position, et elle ne demande pas beaucoup de temps.

/ *Let's do this!*

Si vous voulez avoir une meilleure image de vous-même, imaginez-vous comme vous avez envie d'être – et cela avec conviction ! Il faut vous imaginer dans des situations précises pour reconditionner votre cerveau et vos comportements. Une fois que vous avez les images dans votre esprit, passez à l'étape sensation. Sentez comment vous avez envie de vous sentir dans ces situations. Il faut faire « comme si ». Commencez par le vivre en vous avant de le manifester dans la réalité de la situation en question. Ces sensations pressenties feront toute la différence pour la transformation en cours. Vous voulez vous sentir plus détendu dans la vie en général ? Imaginez-vous détendu et serein. Peut-être en train de gérer les activités de la journée avec grand calme et concentration, ou en train de parler calmement avec vos collègues, votre conjoint, etc. Vous voulez donner le ton de votre journée ? Avec plus de confiance ? Imaginez le déroulement de votre journée dès le matin et visualisez votre comportement dans des situations précises.

GLOW TIP

Choisissez un moment fixe. Vous aurez ainsi plus de facilité à rester régulier dans la pratique et à efficacement conditionner votre subconscient. Par exemple : au réveil ou juste avant de vous coucher. Si vous souhaitez accélérer le processus, essayez de revenir vers la visualisation, vers votre image de soi plusieurs fois dans la journée. Au fur et à mesure que la pratique avance, vous n'aurez plus qu'à y revenir quelques instants pour que votre corps réagisse !

/ *Évadez-vous sans bouger avec le no-stress quick fix !*

Une journée difficile ? Retrouvez votre bien-être intérieur, même au milieu du tumulte, grâce à une petite évasion… Éclipsez-vous quelques instants, fermez les yeux et repensez à un moment, un lieu, où vous vous êtes senti en paix. Vous imaginez bien le lieu, la situation, les objets et les gens éventuels qui font partie de cette image, les couleurs, les odeurs, tout. Pour revivre ce moment. Vous vous imprégnez ensuite des sensations que ce lieu vous procure. Sentez la paix, la sérénité, le bien-être.

Pour moi, je pense toujours à une petite place avec un ponton au bord d'un lac, près de la maison d'été de mon enfance. J'y étais profondément heureuse. Je continue à nourrir cette même image, qui devient de plus en plus forte avec le temps et ainsi plus « accessible » quand je sens l'envie d'y retourner. Trouvez votre havre de paix et nourrissez-le régulièrement. Avec la pratique, vous y retournerez facilement et instantanément pour un voyage intérieur ressourçant.

PRATIQUEZ l'art DE LA MÉDITATION

Aujourd'hui, de plus en plus de monde découvre la méditation, une pratique ancestrale qui est loin d'être réservée aux moines ou aux individus hautement spirituels. C'est une pratique extraordinaire qui s'adapte à notre mode de vie et à notre emploi du temps. De nombreuses personnes qui ont « réussi » dans la vie attribuent une partie de leur succès à la méditation – et elles ont toutes des agendas bien remplis !

> **GLOW MANTRA**
>
> *Laisse aller ce qui n'est plus. Laisse aller ce qui n'est pas encore. Observe profondément ce qui se passe dans le moment présent, mais ne t'y attache pas. C'est la façon la plus merveilleuse de vivre.*
>
> *Bouddha*

LES BIENFAITS DE LA MÉDITATION SONT INFINIS

On peut s'approprier la méditation selon ses besoins, ses envies et ses capacités, car il s'agit tout simplement d'une pratique d'entraînement pour l'esprit. Cela peut être une manière d'éveiller la conscience de soi et de son environnement, de pouvoir mieux se concentrer et gérer ses pensées. C'est également une excellente pratique si l'on souhaite développer d'autres habitudes et d'autres sentiments bénéfiques, tels qu'une humeur et une attitude plus positives, une plus grande autodiscipline, un meilleur sommeil ou une meilleure résistance au stress. De nombreuses recherches démontrent aujourd'hui les multiples bienfaits qu'apporte la méditation régulière, non seulement à notre cerveau, mais à notre organisme tout entier. Nous pouvons littéralement reconditionner notre cerveau à réagir différemment, avec plus de calme par exemple, dans des situations stressantes de la vie.

> **GLOW TIP**
>
> **Je tiens à le préciser : avec ces pratiques de prise de distance, il ne s'agit jamais de nier ni de fuir ses émotions ou ses douleurs, il ne faut pas essayer de les chasser de sa conscience, car une résistance ne ferait qu'accroître le mal-être. La méditation est bien plus une pratique d'acceptation et de bonne gestion des aléas inévitables de la vie.**

/ *Prendre de la distance*

Grâce à la méditation, nous pouvons notamment apprendre à prendre distance vis-à-vis de situations difficiles et de nos émotions, et à jouer le rôle de l'observateur. Pour apaiser notre stress, calmer nos émotions, moins ruminer, obtenir plus de clarté, être plus en forme psychiquement et physiquement, la méditation en pleine conscience a fait ses preuves ! Il existe tant de façons de méditer que chacun pourra trouver une technique qui lui convient.

/ *Vivre pleinement*

Voici l'une des raisons principales pour lesquelles je médite : arriver à être plus présente et ainsi à vivre davantage pleinement. Car si l'on peut être plus présent chaque jour, on peut atteindre une façon plus riche, plus authentique, plus libre et plus heureuse de vivre. Une vie pleine est une vie vibrante, et quand la vie me fait vibrer, je peux être sûre de sentir un fort glow en et autour de moi.

Mon arme anti-âge de prédilection

Quand je me sens plus calme intérieurement et, surtout, plus connectée à moi-même, j'ai accès à mon glow inné : je suis plus authentique, plus confiante et joyeuse. Naturellement, mes hormones de stress baissent, la sécrétion de cortisol se calme et l'ocytocine, la sérotonine et les autres hormones ultra glowy sont sécrétées en plus grande quantité. Mes traits sont alors plus détendus, et le sourire n'est jamais loin ! Cet outil antistress est extraordinairement puissant pour ralentir notre vieillissement cellulaire et ainsi favoriser notre longévité. Il n'existe certainement pas d'outil anti-âge plus efficace… Ce n'est plus un secret : la méditation rajeunit et ce n'est pas pour rien que l'on dit que la méditation, c'est le nouveau Botox ! Une méthode plus naturelle, plus bienfaisante et bien moins coûteuse…

Mais aussi…

La méditation peut transformer presque tous les domaines de votre vie :
— développer votre concentration et votre attention. Rappelez-vous : là où nous plaçons notre attention, nous plaçons notre énergie… ;
— améliorer toutes vos capacités cognitives : apprentissage, mémoire, concentration ;
— apprendre à mieux vous connaître ;
— apaiser votre système nerveux : lutter contre le stress, l'anxiété, l'insomnie, les états dépressifs ;
— vous libérer des croyances et des préjugés ;
— développer votre créativité, optimiser vos performances ;
— mieux vous accepter, mieux accepter les autres et les circonstances ;
— apaiser des maux physiques divers : problèmes de peau (psoriasis, eczéma), douleurs musculaires, migraines ;
— créer une plus grande stabilité émotionnelle ;
— apaiser vos peurs ;
— apporter de la clarté et donner une direction à votre vie ;
— cultiver votre beauté intérieure et extérieure.

Et même si certains bienfaits ne sont pas tous mesurables, ils n'en sont pas moins réels : le fait de commencer à mieux se comprendre, en particulier, peut être une révélation incroyable !

COMMENT INTÉGRER LA MÉDITATION DANS VOTRE VIE

Libérez-vous de l'idée selon laquelle la méditation serait trop difficile à apprendre ou trop contraignante à pratiquer. La méditation peut s'adapter à votre vie. À votre emploi du temps, à vos besoins et à vos envies.

/ Un geste quotidien naturel

Tout d'abord, je vous conseille vivement de ne pas approcher la méditation comme une pratique ou une activité « en plus » à ajouter à votre to-do list. J'aime beaucoup l'idée de cette pratique comme un geste quotidien naturel, que l'on fait sans se poser de questions, tout comme se laver les dents ou prendre sa douche. Ce sont des automatismes purificateurs pour l'extérieur : il est tout aussi important d'avoir un geste purificateur quotidien pour l'intérieur ! Imaginez donc la méditation comme votre douche du mental et de l'esprit. Ensuite, oubliez l'excuse de ne pas avoir le temps. La méditation est connue pour faire gagner du temps et faire gagner en efficacité dans la journée, car le cerveau fonctionne mieux tout simplement. Avec la clarté, on s'organise mieux, on travaille mieux, et ainsi parfois moins.

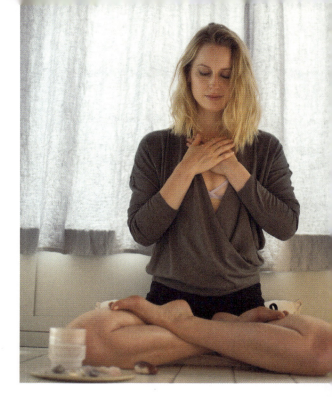

> **GLOW TIP** — Dans la mesure où le mindfulness est une pratique de pleine conscience, il s'agit déjà d'une forme de méditation. Certains pratiquants se disent vivre dans un état de plus en plus méditatif. Ils sont simplement plus présents avec tout leur esprit et leur mental dans les activités de la journée.

/ Mes cinq conseils clés

— **EXPÉRIMENTEZ** pour savoir ce qui vous correspond le mieux (pour le moment). Vous pouvez par exemple :
- écouter des méditations guidées ;
- pratiquer seul en observant simplement votre respiration pendant deux, cinq ou dix minutes, en position assise ou allongée ;

- méditer en répétant un mantra ou une affirmation, comme « J'inspire le calme, j'expire et je lâche prise » ;
- pratiquer des exercices de pleine conscience : être pleinement présent quand vous prenez votre douche le matin, observer chaque geste et chaque sensation quand vous marchez dehors ou quand vous faites la vaisselle.

— **TROUVEZ LE MOMENT PROPICE :** au réveil, à la pause déjeuner ou au coucher, selon ce qui fonctionne pour vous. C'est particulièrement important au début, afin de créer cette nouvelle habitude et d'installer la régularité. Au bout de quelques semaines, il sera plus facile de préserver une pratique tout en restant flexible sur le ou les moments de la journée. Le plus simple, pour la plupart des gens, c'est le matin, au lever. Passez quelques minutes en pleine conscience. Suivez mentalement votre respiration et préparez-vous ainsi pour une journée plus sereine, plus centrée et en contact avec vous-même.

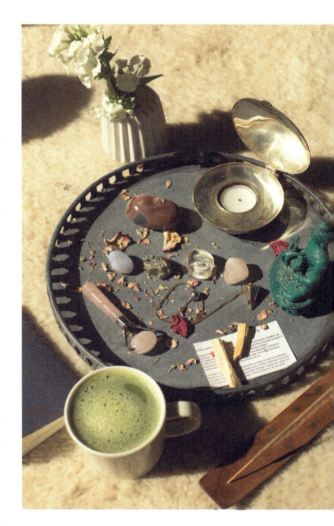

— **NE VOUS METTEZ PAS LA PRESSION.** Si la méditation devient un élément stressant ou une « corvée » de plus dans votre vie, ce n'est pas la peine. La méditation est là pour vous apporter quelque chose (un plus grand bien-être général) et non pour vous priver de quelque chose (votre temps, votre tranquillité d'esprit, etc.). Si vous ne faites pas exactement ce que vous aviez prévu dans votre « routine méditation », ne culpabilisez pas, continuez simplement sans vous flageller. L'idée de bien faire ou pas est absente dans la méditation. Chacun sa pratique, et ses bienfaits restent parfois subtils. Vous ne ressentirez pas nécessairement le résultat de votre pratique immédiatement. Même si vous n'avez pas l'impression d'avoir « réussi » votre méditation, chaque fois vous semez une petite graine pour, petit à petit, mieux accéder à votre espace intérieur.

— **SOYEZ PATIENT ET CONSTRUISEZ VOTRE PRATIQUE PROGRESSIVEMENT.** N'essayez pas de méditer trente minutes dès la première fois, cela risque de vous démotiver. Commencez petit, par trois ou cinq minutes, et ajoutez progressivement des minutes à votre temps de pratique. Si vous n'observez pas rapidement les résultats souhaités, poursuivez quand même, soyez patient… Pour certains, cela peut prendre un peu plus de temps, mais soyez confiant. Se retrouver face à soi-même dans le silence n'est pas évident pour tous, mais c'est toujours très enrichissant !

— **INSTALLEZ UNE PRATIQUE QUOTIDIENNE, SURTOUT AU DÉBUT.** C'est cette régularité qui vous permettra de rendre la pratique naturelle, comme un vrai réflexe d'hygiène de vie, et ainsi vous en ressentirez rapidement les bienfaits.

ZOOM

QUELQUES TECHNIQUES SIMPLES DE MÉDITATION

Une méditation peut simplement passer par ces techniques :

– la respiration : se concentrer sur l'inspiration et l'expiration ;

– la connexion au corps : observer et scanner mentalement chaque partie de son corps ;

– la focalisation des sens sur l'environnement : sons, odeurs, température, points de contact avec l'extérieur ;

– l'observation de l'instant présent : observer tout ce qui est, sans jugement, comme une personne extérieure au regard neutre ;

– la répétition d'un mantra qui centre le mental, par exemple « Om » sur l'inspiration et « Om » sur l'expiration : c'est l'un des symboles et des sons les plus sacrés dans l'hindouisme, c'est le son originel, éternel qui apporte une vibration guérisseuse, on l'utilise souvent dans le yoga.

UNE MÉDITATION GUIDÉE POUR UNE JOURNÉE LUMINEUSE

— 1. Commencez par vous remercier de prendre le temps pour ce moment de méditation.
— 2. Avant de commencer, donnez le ton à la pratique et à la journée à suivre ! « Aujourd'hui, je choisis d'être présent dans ma vie. Je reconnais pleinement qu'aujourd'hui est un cadeau et je l'accueille avec gratitude et enthousiasme. Aujourd'hui sera une belle journée. Je saurai profiter des moments précieux de

la journée, des cadeaux qui s'offrent à moi. Un instant de calme, un sourire, un bon repas, une conversation inspirante, un moment partagé avec quelqu'un que j'aime. Je saurai les reconnaître et les savourer. Et même les moments en apparence difficiles me permettront de grandir et d'avancer. Je ne me projette pas, je suis. Je respire là, dans l'instant présent. Et je sais qu'aujourd'hui, j'ai de la chance d'être en vie. Aujourd'hui est une belle journée. »

— 3. Installez-vous en tailleur ou asseyez-vous sur une chaise, le dos droit, au calme. Et pensez à éteindre votre portable.

— 4. Fermez les yeux.

— 5. Concentrez-vous sur le souffle et observez chaque inspiration et chaque expiration.

— 6. Observez ensuite activement ce qui se passe à l'intérieur, sans jugement, observez les sensations de votre corps, votre souffle, vos pensées. Considérez-les comme des nuages qui passent, comme quelque chose d'éphémère qui ne vous appartient pas.

— 7. Restez présent à ce qui est. Peu importe ce qui vient, acceptez que ce soit ainsi, ici et maintenant. Le fait de vous trouver dans l'instant présent fait que ni le passé ni le futur n'a un impact sur vous. Libérez-vous des ruminations, des appréhensions et des peurs avec chaque nouvelle expiration. « Avec l'inspiration, je sens l'oxygène frais qui entre pour nourrir toutes mes cellules, mais aussi le souffle du nouveau, des nouvelles perspectives qui me nourrissent, des idées plus claires, des images plus positives. Avec l'expiration, j'apprends à laisser partir ce qui ne me sert pas. Les éléments qui m'encombrent, les tensions, les émotions et les pensées négatives. Je lâche prise totalement et complètement avec chaque expiration. Le présent est le seul moment important, le moment des transformations. C'est en réalité le seul moment qui compte. Je m'ancre dans le présent à chaque respiration. Je savoure mon inspiration qui nourrit, et je savoure mon expiration qui libère. »

— 8. Continuez la méditation avec un mantra, que vous pouvez adapter selon vos envies et vos besoins du jour. Par exemple :
- « Avec l'inspiration, je me nourris d'énergie vitale, de courage, de patience. Avec l'expiration, je suis calme. »
- Ou : « Avec l'inspiration, j'ai confiance. Avec l'expiration, j'ai tout ce dont j'ai besoin aujourd'hui. »
- Ou encore : « Avec l'inspiration, je me sens en sécurité, je suis aimé. Avec l'expiration, je lâche prise et je me sens libre. »

— 9. Restez ainsi quelques instants, pendant deux minutes au moins, connecté avec votre respiration et votre mantra du jour. Ensuite, rouvrez lentement les yeux et réveillez lentement votre corps avant de continuer votre journée.

DÉCOUVREZ
le yoga POWER

Le yoga désigne l'union et l'harmonisation du corps, du mental et de l'esprit. C'est une pratique complète qui nous amène vers un état plus lumineux ! Historiquement, le yoga était bien plus qu'une simple pratique corporelle : c'était un vrai mode de vie. Et c'est encore le cas aujourd'hui pour des milliers de personnes qui vivent le yoga. Cette pratique inclut les asana (postures), les techniques de méditation et de respiration, des habitudes alimentaires saines, et également la façon dont on interagit dans la société, au travail, avec soi-même… C'est une philosophie de vie qui vise la santé et le bien-être à tous les niveaux.

LA PRATIQUE GLOWY PAR EXCELLENCE

Certaines personnes commencent le yoga pour se construire un corps plus tonique, d'autres pour apaiser leur stress ou s'assouplir. Chaque porte d'entrée est parfaite, mais ce qui est intéressant à observer, c'est que souvent on commence pour une raison précise et l'on finit par découvrir le vaste et merveilleux monde holistique du yoga. On en ressent les bienfaits qui s'installent, et cela devient naturellement un moteur pour aller plus loin – c'est en effet addictif de se sentir en forme ! On a envie d'y retourner et d'approfondir : ce qui a commencé avec un entraînement physique devient peut-être aussi une pratique plus spirituelle. Le yoga, ce n'est pas une secte, rassurez-vous. C'est une manière d'aborder sa vie, avec plus de respect

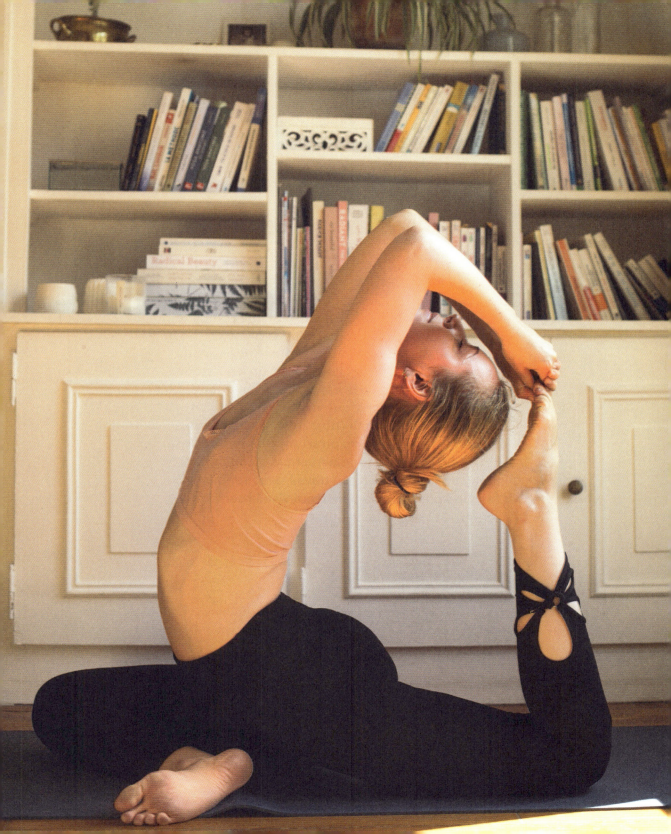

vis-à-vis de son corps, avec une plus grande envie d'en prendre soin par le biais de tous les piliers holistiques dont on parle dans ce livre.

Pourquoi la pratique du yoga peut-elle être si complète ? Car, avec le yoga, vous avez la possibilité de travailler non seulement le renforcement de vos muscles, le gainage, l'oxygénation et le drainage des tissus, l'équilibre et l'alignement, la souplesse, la bonne respiration, la détente mentale et psychique, mais aussi certains aspects qui touchent à votre développement personnel sur un plan plus subtil. Vous découvrez une synergie de bienfaits qui s'inscrivent parfaitement dans la vision de santé holistique.

ZOOM

LE YOGA PURIFIANT

Dans le yoga vinyasa (qui veut dire « mouvement en conscience »), on enchaîne les postures avec un rythme plus ou moins dynamique pour permettre au corps de bien faire circuler la lymphe et le sang et de transpirer.

Quand je donne des cours ou des ateliers de « yoga détox », j'ajoute des postures spécifiques pour soutenir le processus de détox naturel dans le corps, en stimulant les viscères abdominaux, la digestion et l'élimination. Cela passe beaucoup par des torsions et des flexions avant. Ainsi, on stimule le métabolisme, la circulation, et l'on aide à régénérer les organes et les cellules en profondeur. Pratiqué régulièrement, il est très efficace pour libérer les tissus des toxines accumulées.

Le yoga est par définition une pratique purifiante. Pour un corps en forme et un teint qui rayonne, il importe de régulièrement détoxifier ses cellules, car des cellules encrassées et asphyxiées ne peuvent pas fonctionner correctement. La pratique du yoga vise à purifier non seulement le corps, mais aussi notre mental et notre esprit.

Bouger et bien respirer, cela apporte déjà du glow. Mais l'harmonisation et la détente mentale qu'apporte le yoga en font la pratique d'ultimate glow par excellence ! Elle coche toutes les cases importantes :

— l'oxygénation des tissus ;

— la stimulation de la lymphe ;

— la détoxification des cellules ;

— la pratique antistress.

/ Ma série de yoga

Voici dix minutes de yoga détox : pour votre bien-être digestif, la purification de vos tissus et la bonne élimination.

Restez pendant dix longues respirations (au moins cinq) dans chaque posture (des deux côtés). Et consacrez au moins deux minutes à la posture de relaxation en fin de série, pour laisser votre corps intégrer les bienfaits du yoga détox avant de continuer votre journée.

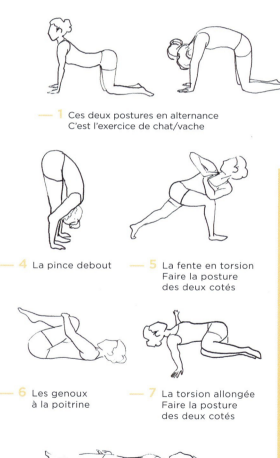

— 1 Ces deux postures en alternance
C'est l'exercice de chat/vache

— 2 La torsion assise
Faire la posture des deux cotés

— 3 La chaise

— 4 La pince debout

— 5 La fente en torsion
Faire la posture des deux cotés

— 6 Les genoux à la poitrine

— 7 La torsion allongée
Faire la posture des deux cotés

— 8 Shavasana la posture de relaxation à la fin
Rester au moins 2 minutes

GLOW TIP

Pour optimiser les effets et être plus à l'aise, essayez de ne pas pratiquer l'estomac rempli. Faites cette série deux heures après un repas léger, ou bien trois ou quatre heures après un repas plus consistant. Notez que la série est particulièrement agréable pour démarrer la journée en douceur et stimuler le système digestif.

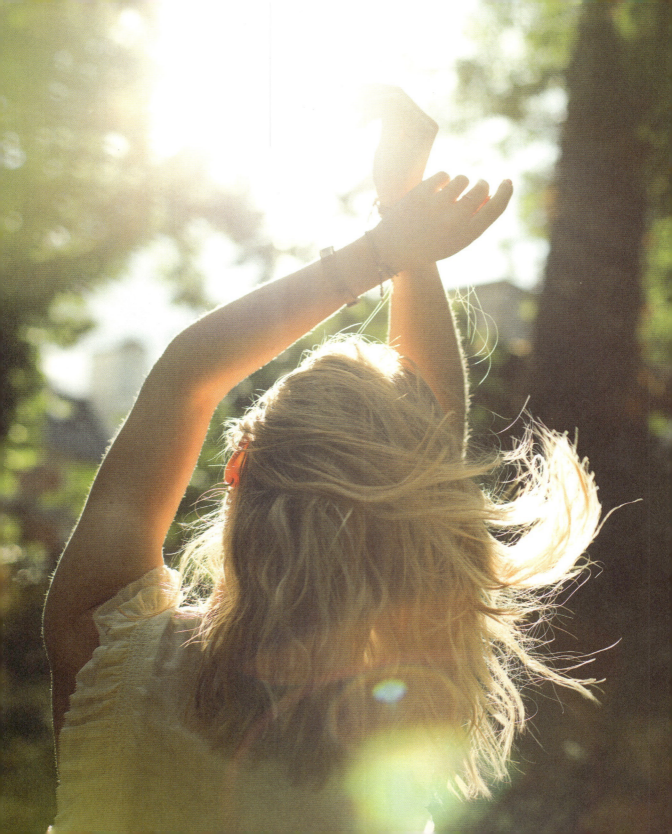

> "Lorsque vous vous concentrez sur le positif, le positif s'amplifie."
> — Abraham Hicks

GLOW MANTRA

APPRENEZ
à respirer

Je propose toujours des exercices de respiration apaisée dans mes protocoles beauté ou dans mes programmes d'hygiène de vie, car l'oxygénation des cellules est indispensable à leur bon fonctionnement. C'est la nutrition essentielle pour l'équilibre global de l'organisme. On respire toute la journée et toute la nuit, pourtant, on ne s'oxygène pas suffisamment, car la respiration est la plupart du temps inefficace. Cette respiration inefficace est courte et superficielle, alors qu'elle devrait être longue et profonde.

Lors de mes cours, le mot que je répète le plus est sans aucun doute : « Respirez. » Et la phrase qui revient en boucle : « Rallongez votre respiration. » Et cela mérite d'être répété. En effet, la respiration peut réguler et apaiser tous les systèmes du corps, ainsi que le mental et l'esprit. Une respiration plus longue permet une oxygénation plus efficace, voilà pourquoi les animaux qui respirent le plus lentement – comme les tortues – vivent aussi le plus longtemps !

> **GLOW MANTRA**
> *" Il n'y a pas de beauté exquise sans une certaine étrangeté.*
> *Edgar Allan Poe "*

LES BIENFAITS DE LA RESPIRATION

Au fil des années, nous avons oublié la respiration abdominale, pourtant à l'origine si naturelle. Les bébés respirent naturellement ainsi, mais en grandissant, le corps entre souvent dans un autre mode de fonctionnement. Ce dernier subit l'influence du rythme effréné de la société d'aujourd'hui. La respiration est une manifestation directe de notre état intérieur mental et psychique : notre état intérieur influence la respiration, et inversement. Dans un état de stress, la respiration sera saccadée et superficielle, tandis que dans un état de calme, elle sera profonde et plus longue. Cela veut dire que nous avons la possibilité d'agir directement sur notre état de stress, en portant l'attention sur notre respiration et en régulant notre façon de respirer.

> **GLOW TIP**
>
> **Pour commencer à vous familiariser avec votre propre respiration, prenez quelques secondes pour observer ce qui se passe dans votre corps lorsque vous respirez. Où votre respiration se place-t-elle : au niveau de la poitrine, dans votre ventre ou dans votre dos ? À quel endroit sentez-vous le plus votre respiration ? Vous serez alors prêt à pratiquer les exercices qui suivent.**

Vous n'avez même pas besoin d'y croire ! C'est un mécanisme automatique, physiologique. Ralentissez votre respiration, faites-la descendre dans l'abdomen, et le système parasympathique sera activé, la sécrétion de cortisol et d'adrénaline (qui nous met en mode lutte ou fuite) sera immédiatement réduite. La respiration est donc un outil toujours à portée de main. Intégrez-la absolument dans votre routine beauté et bien-être quotidienne pour :
- détoxifier votre corps et, notamment, permettre une meilleure évacuation du dioxyde de carbone ;
- augmenter l'oxygène dans le sang ;
- diminuer votre stress et votre anxiété ;
- renforcer votre système immunitaire ;
- mieux gérer vos émotions ;
- améliorer votre digestion ;
- améliorer votre concentration ;
- améliorer votre sommeil ;

- ajuster votre posture ;
- augmenter votre vitalité générale.

LA RESPIRATION ABDOMINALE

La respiration abdominale est la plus «simple » à pratiquer sans modération. Elle apaise le système nerveux et apporte le plein d'oxygène aux cellules.
Glow tip : J'essaie de penser à respirer ainsi plusieurs fois dans la journée, et cela me fait des micropauses régénératrices… surtout très appréciées les jours de « course » !

> **GLOW TIP**
> **J'essaie de penser à pratiquer cette respiration abdominale plusieurs fois dans la journée, et cela me fait des micropauses régénératrices… surtout très appréciées les jours de « course » !**

— Observez votre respiration sans la juger et sans juger l'état dans lequel vous êtes. L'observation vous sortira déjà de vos ruminations et placera votre attention sur l'instant présent.

— Essayez de respirer uniquement par le nez, et pratiquez la respiration abdominale pendant quelques minutes. Votre souffle descend dans votre bas-ventre, qui gonfle légèrement avec chaque inspiration et dégonfle avec chaque expiration. Pas besoin de trop forcer ce mouvement, gardez du confort et de la fluidité dans la respiration. Si vous avez du mal à ressentir le mouvement, allongez-vous avec la main droite sur le ventre et la main gauche sur la poitrine. Continuez la respiration jusqu'à ce que seule votre main droite bouge avec le mouvement de votre ventre, tandis que votre main gauche reste immobile sur la poitrine.

> ## ZOOM
> ### L'INSTANT PRÉSENT
>
> Comme on dit, l'instant présent est le meilleur des médicaments ! Dans cet état, on n'est plus ni dans le passé ni dans le futur. Il ne reste donc plus d'espace pour les ruminations, les angoisses, les peurs, les projections. Souvent on est « mal » parce qu'on s'imagine des choses négatives. Seul l'instant présent est réel, alors le fait de placer l'attention dans l'ici et maintenant calme instantanément le système nerveux. On sort de notre imaginaire et de l'« illusion » qui est en train de nous jouer des tours…

LA RESPIRATION COMPLÈTE (OU YOGIQUE)

Quand nous respirons « complètement », nous apportons de l'air dans l'intégralité de nos poumons. C'est donc la façon idéale de respirer. Cela permet d'oxygéner plus efficacement chacune de nos cellules, de libérer un maximum de toxines et de mieux nous détendre.

La respiration complète, c'est une respiration en trois temps :
- la respiration abdominale, c'est-à-dire la respiration basse (ventre) ;
- la respiration thoracique, c'est-à-dire la respiration moyenne (thorax) ;
- la respiration claviculaire, c'est-à-dire la respiration haute (épaules).

— Asseyez-vous ou allongez-vous le dos bien droit et respirez par le nez.
— Imaginez votre respiration en trois temps. Inspirez et laissez votre ventre gonfler. Vos côtes s'écartent pour que le bas de vos poumons se remplisse. Remplissez ensuite le haut de vos poumons, de sorte que vos clavicules remontent. Vous utilisez ainsi toute votre capacité respiratoire.
— Sur l'expiration, allez dans le sens inverse, également en trois temps : vos clavicules se baissent, vos cotes se resserrent, votre ventre dégonfle. Au fur et à mesure, le mouvement deviendra plus fluide. Imaginez-le comme une vague qui vous traverse, sans aucun mouvement saccadé.

LA RESPIRATION ALTERNÉE

Cette technique, très harmonisante, était ma préférée en particulier pendant ma grossesse. Elle est particulièrement efficace pour apaiser le stress et l'anxiété, ainsi que pour calmer les insomnies. Essayez de la pratiquer matin et/ou soir pendant environ huit minutes.

Elle permet de :
- équilibrer les énergies de votre corps : celles du côté droit (masculin, solaire) et celles du côté gauche (féminin, lunaire) ;
- apaiser votre système nerveux ;
- renouveler votre énergie ;
- purifier votre corps ;
- développer votre concentration et préparer à la méditation ;
- équilibrer les hémisphères de votre cerveau.

La respiration est lente et alternée, vous utilisez une narine après l'autre :
— Inspirez par les deux narines. Avec l'aide de la main droite, bouchez la narine droite avec le pouce et expirez par la narine gauche.
— Inspirez ensuite par la narine gauche (narine droite toujours fermée), puis bouchez la narine gauche avec l'annulaire et expirez par la narine droite.
— Inspirez par la narine droite (narine gauche toujours fermée) et expirez par la narine gauche. Et ainsi de suite…

Suivez toujours votre propre rythme et créez de la fluidité. Essayez progressivement d'allonger la respiration. Vous pouvez commencer par rendre l'inspiration et l'expiration de durée égale, puis doubler le temps d'expiration pour bien vider les poumons chaque fois. Vous pouvez, par exemple, compter jusqu'à 5 sur l'inspiration et jusqu'à 10 sur l'expiration. Le simple fait de compter vous aidera aussi à rester centré.

Au bout de quelque temps de pratique, quand vous serez à l'aise et sauf cas de problèmes cardiaques ou pulmonaires, vous pourrez faire une courte rétention entre l'inspiration et l'expiration, ainsi qu'entre l'expiration et l'inspiration.

> **GLOW TIP**
> **Pour une meilleure oxygénation si vous habitez en ville, entourez-vous de plantes dépolluantes à la maison – sansevieria (toutes les variétés), monstera deliciosa, pothos… Passez du temps toutes les semaines dans les parcs et ouvrez les fenêtres chez vous le plus souvent possible (l'intérieur est plus pollué que l'extérieur) !**

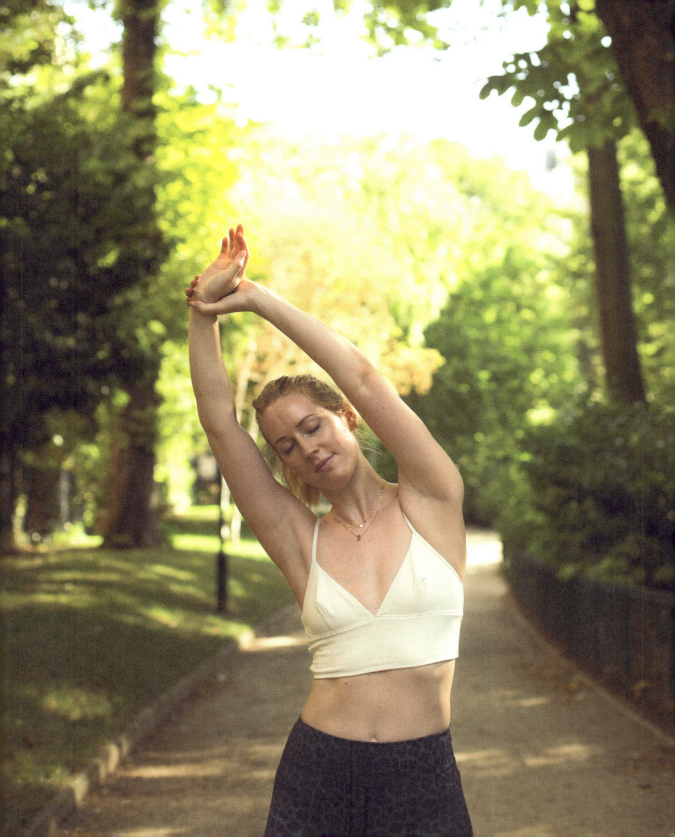

ET SI vous écriviez

TOUT SIMPLEMENT !

Connaissez-vous l'écriture thérapeutique ? Et la liste de gratitude ? Procurez-vous un joli carnet – l'objet peut être réellement inspirant… –, et à vos stylos ! Vous découvrirez ici combien coucher les mots sur le papier peut être apaisant pour l'esprit et ainsi contribuer à optimiser votre bien-être.

> **GLOW MANTRA**
>
> *Les meilleures et les plus belles choses du monde ne peuvent être vues, ni même touchées - elles doivent être ressenties avec le cœur.*
>
> Helen Keller

LA PRATIQUE DE LA GRATITUDE

La pratique de la gratitude nous conduit vers un état de béatitude et de bien-être instantané. Souvent, dans la journée, nous avons tendance à nous concentrer sur le négatif et sur ce qui ne fonctionne pas dans notre vie. Eh oui, c'est un mécanisme de survie peu convenable… Comme avec les affirmations, par la simple pratique de la gratitude, nous pouvons apprendre à mieux voir ce qui fonctionne dans notre vie. Nous pouvons ainsi petit à petit reprogrammer notre cerveau à placer son attention ailleurs que sur le négatif et sur ce qui nous manque. Pourquoi pas justement sur ce que nous avons déjà ? Sur ce qui est beau dans notre vie ? Je vous le promets, il y en a toujours, des choses envers lesquelles nous pouvons ressentir de la gratitude. Cela ne veut en aucun cas dire que nous fermons les yeux et que nous refusons de voir les difficultés dans notre vie. Simplement, nous choisissons de ne pas vivre dans la négativité et de mieux faire face aux difficultés, pour mieux les traverser et pour mieux rebondir.

CRÉEZ VOTRE PROPRE CARNET

Je concilie l'écriture thérapeutique et la liste de gratitude pendant cinq minutes au réveil ou, le plus souvent, une fois au lit le soir. Ces deux pratiques m'aident à relâcher les tensions et me préparent à un sommeil plus réparateur. Dans un petit carnet, je dresse des listes, que j'ai commencées en janvier 2018. Une sorte de carnet de gratitude, tout simplement ! Je l'ai appelé « Beauty in my life ».
Créez, vous aussi, votre propre carnet ! Notez-y au moins trois choses chaque fois : trois choses qui ont été positives dans votre journée, qu'elles soient importantes ou qu'elles le soient moins. Je vous encourage même à bien noter les petites choses : le fait d'avoir pris une douche chaude le matin, d'avoir bu un bon thé, d'avoir eu une agréable conversation au téléphone en plus de vos réussites personnelles ou professionnelles, de l'amour de votre enfant, de votre époux ou de votre épouse, etc. Petit à petit, votre carnet se remplira. Vous pourrez même le consulter dans la journée pour vous rappeler toute cette beauté dans votre vie !
L'écriture est importante. Vous verrez, l'exercice en soi est puissant, car le fait de mettre noir sur blanc nos pensées, nos mots positifs, a un impact important sur nous, car cela les rend plus concrets et palpables. Et dans un travail thérapeutique, lors de situations difficiles, cela nous aide à mettre de la distance.

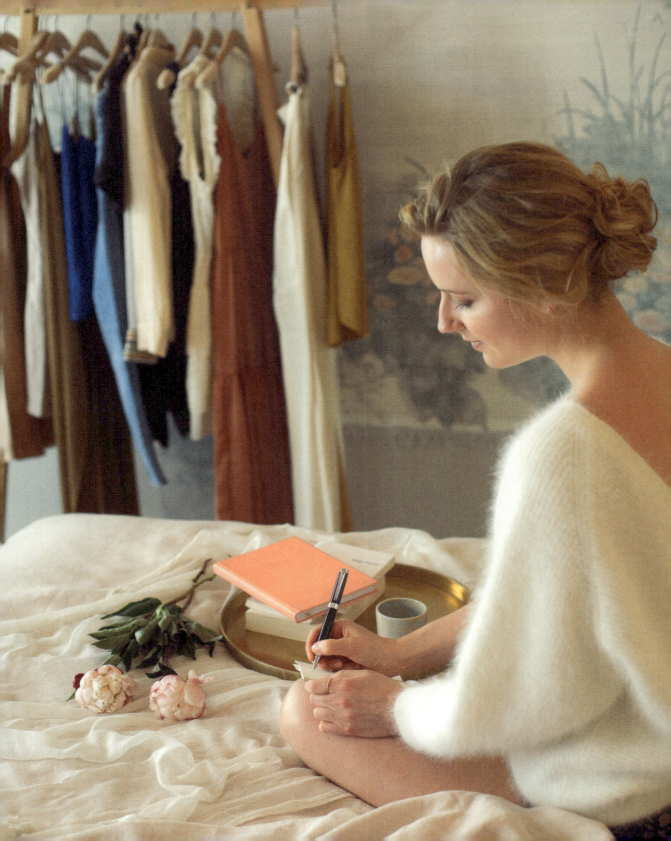

> "La beauté d'une femme ne se trouve pas dans un grain de beauté, mais la vraie beauté d'une femme se reflète dans son âme. C'est le soin qu'elle donne avec amour, la passion qu'elle connaît."
>
> — Audrey Hepburn

GLOW MANTRA

BEAUTY SLEEP

ALL SEASONS GLOW

Rien de tel qu'une bonne nuit de sommeil pour embellir l'intérieur et l'extérieur ! C'est quand nous dormons que notre organisme entier se régénère, que notre peau se répare, que nos hormones se régulent...

Dormir est le meilleur soin pour la peau et pour la régénération des cellules de tous nos tissus ! C'est le moment magique pour faire peau neuve. Donc pour soutenir ce processus embellissant, nous misons sur des techniques de relaxation pour un sommeil plus « efficace » et réparateur :

— **Nous évitons de surchauffer notre chambre,** en gardant une température entre 16 à 18 °C.

— **Nous dormons dans une chambre bien aérée** et oxygénée, en ayant pris soin d'ouvrir la fenêtre au moins dix minutes dans la soirée.

— **Nous arrêtons les écrans** et leur lumière bleue nuisible au moins trente minutes avant d'aller au lit.

— **Nous dormons dans un lit confortable** avec un matelas adapté à notre physiologie.

— **Le petit plus :** nous diffusons une huile essentielle apaisante (bio et pure !) dans notre chambre vingt minutes avant d'aller nous coucher (lavande fine, fleur d'oranger, camomille noble...).

> **GLOW MANTRA**
>
> *Il ne suffit pas de vivre... Il faut du soleil, de la liberté et une petite fleur.*
>
> — Hans Christian Andersen

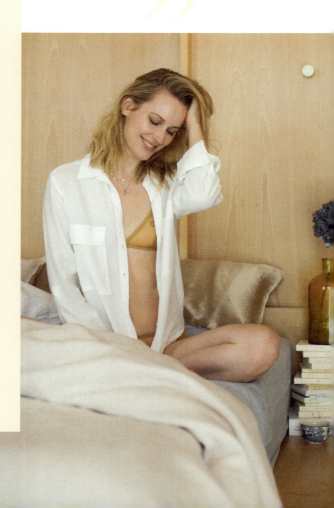

MOUVEMENT

Le mouvement, c'est la manifestation de la vie. Pour optimiser la bonne nutrition de votre peau depuis l'intérieur, bougez bien votre corps tous les jours.

Le bouger a un intérêt bien au-delà du fait de « brûler des calories » et de réguler son poids… En effet, la circulation, c'est la vie. Le sang et la lymphe doivent circuler fluidement chaque jour pour bien nourrir les cellules avec de l'oxygène et des nutriments, et ainsi permettre à tous les systèmes du corps de bien fonctionner. C'est le geste de nettoyage de la peau depuis l'intérieur. Une bonne séance de sport qui vous fait transpirer va également libérer des toxines par votre peau et votre sueur. C'est le double cleanse !

Voici quelques glow rules qui feront toute la différence pour bien bouger :

— **La régularité est la clé :** mieux vaut quelques minutes tous les jours qu'une longue séance de sport une fois par semaine.

— **Intégrez naturellement le mouvement dans votre quotidien :** marchez plus, levez-vous régulièrement de votre bureau pour marcher ou faire des étirements, prenez les escaliers au lieu de l'ascenseur, bougez plus avec vos enfants, faites des étirements avant de quitter votre lit, etc. Tout est bon à prendre et compte pour votre circulation et votre bien-être.

— **Trouvez des activités physiques** qui vous apportent du plaisir et faites-les avec un partenaire ou en groupe. Ainsi, vous serez plus motivé pour les pratiquer sur la durée.

— **Variez vos mouvements.** Oubliez la monotonie, car la variation fait du bien au corps et à l'esprit : un jour, de la marche ; un autre, du yoga ; le jour suivant, de la natation, du vélo, une séance de cache-cache avec les kids…

— **Trouvez une routine :** nous sommes des êtres d'habitude, c'est très ancré en nous. Définissez donc une nouvelle routine bienfaisante et tenez bon pendant au moins trois semaines. Ensuite, elle deviendra innée et naturelle pour vous. En plus, les bienfaits ressentis et la fierté d'avoir persisté seront très motivants pour continuer. You can do it!

— **Arrêtez de négocier avec vous-même en permanence…** Si l'on hésite trop avant d'aller faire une séance de sport, il y a de fortes chances que l'on n'y aille pas, car on trouvera toujours une bonne excuse. Considérez le mouvement dans votre vie comme un élément « non négociable », aussi naturel et incontournable que vous laver tous les jours.

— **Avancez avec intelligence et bienveillance.** Ne brusquez pas votre corps ! Ne vous fixez surtout pas des objectifs trop extrêmes au début, c'est une méthode vouée à l'échec… Si vous n'avez pas fait de sport depuis un an, ne commencez pas par une heure de sprint en montagne… Il vaut mieux avancer progressivement, en commençant par exemple par dix minutes de course à pied 2 à 3 fois la première semaine, puis en augmentant de cinq à dix minutes selon votre forme la deuxième semaine, etc. Ainsi, vous travaillerez votre corps plus harmonieusement et vous y prendrez plus de plaisir : une clé importante pour rester dans la pratique.

— **Passez plus du temps dehors**, dans la nature et dans la lumière naturelle (surtout la lumière du matin). C'est infiniment important pour notre équilibre global et trop souvent négligé.

ROUTINE MATINALE

1 — Commencez par la gratitude.
Pensez à une, deux ou trois choses pour lesquelles vous avez été reconnaissant au cours des derniers jours. Elles peuvent être petites (comme quelqu'un qui vous a souri dans la rue), plus « importantes » (une promotion), selon ce qui vous passe par la tête. En pensant à chaque chose, remarquez la joie et la légèreté qui se manifestent dans votre corps quand vous ressentez cette gratitude.

2 — Imaginez la journée parfaite.
Visualisez cette journée qui démarre comme si elle était complètement parfaite. Imaginez chaque heure se dérouler, avec tout ce que vous devez faire. À quoi ressemble la journée parfaite ? Et surtout, comment vous sentez-vous ? Accordez-vous quelques instants pour savourer ces sensations.

3 — Méditez ou écrivez. Choisissez maintenant soit de suivre une méditation guidée, soit d'écrire. Bien sûr, vous pouvez faire les deux, si le cœur vous en dit !

Si vous choisissez d'écrire :

• Asseyez-vous avec un beau carnet spécialement consacré à vos sessions d'écriture et prenez avec vous une tasse de votre boisson healthy préférée du matin.

• Écrivez en haut de la page une citation inspirante, un thème ou le mantra de la semaine. Par exemple : « Je fais tout avec facilité. » ; « Il y a toujours assez de temps. » ; « Je suis présent avec moi-même et ma famille. »

• Puis écrivez noir sur blanc une, deux ou trois choses que vous souhaiteriez voir se manifester pour rendre votre journée fantastique.

• Terminez par une ou plusieurs affirmations.

• Tout en les écrivant, prononcez ces affirmations à haute voix trois fois et n'ayez pas peur de vraiment vous exprimer. En voici quelques exemples : « Je suis confiant, capable, patient et prêt à affronter tout ce que ce jour apportera. » ; « J'ai toutes les ressources nécessaires pour passer une journée réussie et décontractée. » ; « Rien ne peut me retenir d'atteindre mes objectifs et mes rêves. L'univers me soutient. »

4 — Prenez soin de votre corps. Cette dernière étape n'est pas négociable ! Elle montre que vous avez de la valeur : la bienveillance vis-à-vis de soi-même est un message puissant pour le cerveau. En plus, vous vous sentirez immédiatement mieux en réveillant votre corps en douceur et en oxygénant les tissus.

Vous pouvez faire plusieurs choses pour aider votre corps à se réveiller le matin et pour vous préparer à une journée optimale :

Commencez par boire au moins un grand verre d'eau. En hydratant votre système digestif dès le matin, vous favorisez une meilleure digestion, la régulation de la glycémie, l'élimination, etc.

Puis faites des étirements doux ou bien une vidéo de yoga ! Cela ne prendra qu'entre cinq et quinze minutes et vous aidera à augmenter la flexibilité, à améliorer la mobilité et à éliminer les toxines.

— **Souriez.** D'ailleurs, cela devrait peut-être être la première chose à faire... Ce geste absolument vital est l'un des meilleurs boosters pour plus de glow. Il vous permet d'activer vos neurones de bien-être, signalant à votre cerveau que vous êtes en bonne santé et heureux. La mind/body connection se met de nouveau en marche... Plus vous pratiquerez le sourire, plus il deviendra naturel. Lorsque vous souriez à quelqu'un, il sera impressionné par la confiance et les bonnes vibrations que vous dégagez. Et comme le sourire est contagieux pour ceux qui vous entourent, un cercle vertueux se crée. Alors ne faites surtout pas votre timide ! Saupoudrez de sourires toute votre journée, et pas seulement le matin. Cela fait un bien fou et booste votre confiance en vous illico !

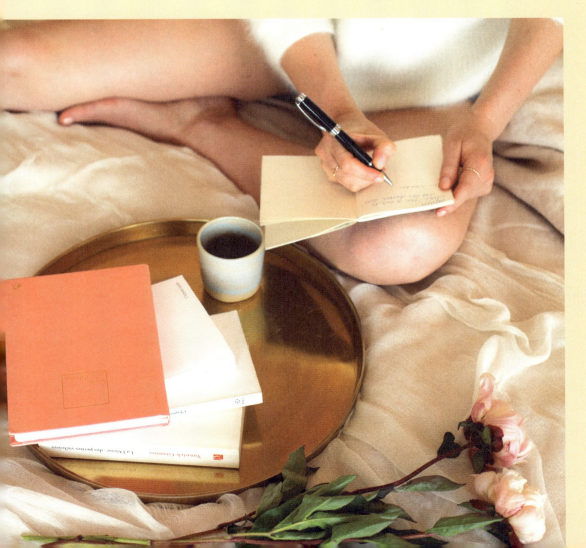

SOPHIE TREM

Entrepreneuse créative.

INTERVIEW

Que fais-tu dans la vie et quels sont les projets qui te font vibrer en ce moment ?

Je suis « entrepreneuse créative », je dirais, comme ça, j'englobe un peu tout ! J'ai un blog depuis six ans qui s'appelle The other art of living, et j'ai créé il y a deux ans The Good Mood Class : un événement et une méthode en cinq points qui permet de réactiver la bonne humeur facilement par le biais du corps et de l'esprit !

Le good mood et le bon mindset, ce sont des sujets qui t'ont toujours intéressée ?

Oui, en effet, je pense que j'ai toujours été good mood, ou tout du moins dans cet état d'esprit, mais avec des pics parfois de stress, d'angoisse et surtout d'eczéma. Du coup, j'ai testé toutes sortes de thérapies alternatives très tôt : l'acupuncture, l'ARC (analyse et réinformation cellulaire), la Gestalt-thérapie, le rolfing, et toutes les sortes de massages qui existent ! Et pour couronner le tout, ma tante était voyante, donc j'ai toujours baigné dans ce milieu ésotérique qui prend en compte l'être humain dans sa forme globale et son énergie

Quels sont tes conseils clés pour se reconnecter, cultiver le good mood et l'intégrer dans sa vie ?

C'est précisément ce que j'ai essayé de développer à travers ma méthode TGMC en cinq points très simples, mais qu'il faut pratiquer au quotidien :

— la posture : tout part de là, la bonne posture permet le bien-être physique, qui va conditionner le mental ;

— la respiration : nous avons tendance à négliger notre respiration, alors que c'est la base de tout. En respirant bien, nous évitons les tensions et les blocages musculaires, mais surtout nous oxygénons notre cerveau ;

— l'instant présent : l'ici et maintenant, c'est la seule réalité. Notre esprit a souvent trop tendance à se balader dans le passé ou dans le futur. Il est important de le reconnecter au présent : le seul moment où tout est possible, un pas après l'autre ;

— la pensée positive : c'est une gymnastique de l'esprit, car entre pensée positive et pensée négative, il n'y a qu'un pas. Il faut apprendre à trouver le positif même dans le négatif, car il y en a toujours ;

— l'acceptation : il est souvent difficile d'accepter que les choses ne se passent pas comme nous le souhaitons, d'accepter d'être soi-même ou d'accepter l'autre comme il est sans jugement. Or tout se passe comme ça doit se passer. Si nous acceptons que tout ne se passe pas forcément comme nous le voulons, nous apprenons et nous avançons. Parfois, nous gagnerions du temps et de l'énergie à accepter directement, au lieu de nous poser trop de questions, souvent liées, finalement, plus à l'ego qu'à la réalité.

Qu'est-ce que le mot équilibre évoque pour toi et comment fais-tu pour le trouver au quotidien ?

Je dirais qu'il évoque ma quête permanente : l'équilibre entre le corps et l'esprit, entre la vie perso et la vie pro, ici et maintenant. Trouver l'équilibre, c'est le socle du bien-être, c'est donc vital : ni trop ni pas assez, et souvent, ce n'est pas facile. Personnellement, je suis souvent un peu trop ou pas assez… Il arrive aussi qu'on trouve un certain équilibre, mais qu'il change selon notre état d'esprit et les différents moments de notre vie. Il faut donc toujours être à l'affût de nos repères afin de trouver notre propre équilibre. Et surtout, il faut avoir une certaine connaissance de soi avant tout.

Quelle est ta vision de la beauté ?

J'aime la beauté ! C'est un apaisement, un conditionnement au bien-être. On peut trouver de la beauté partout : à travers le design, la déco, l'art, le maquillage… Le tout est de trouver du plaisir visuel. Chez moi, la beauté fait partie intégrante de ma quête de bien-être. Et plus on prend soin de soi, plus on se trouve beau.

Peux-tu partager avec nous ta routine beauté ?

Avec l'âge, elle est de plus en plus simple et courte. J'ai eu beaucoup de problèmes de peau liés à l'eczéma, j'ai une peau sensible atopique. Je n'ai malheureusement pas réussi à passer le cap du nettoyage à l'eau micellaire, j'alterne parfois avec un démaquillant. J'utilise ensuite une crème hydratante, un écran solaire indice 50 presque toute l'année, un peu d'anticernes, du blush, un trait de khôl et un baume pour les lèvres coloré. Tous les dix jours, je me fais un gommage. Mais la beauté, ce ne sont pas que les soins, c'est aussi bien dormir, manger et boire, donc j'essaie de trouver un certain équilibre entre tout ça.

De quoi es-tu la plus fière aujourd'hui ?

Je dirais ma famille dans un premier temps, car elle est tout ce dont je rêvais. Et puis, je suis assez fière de pouvoir vivre comme je l'entends, sans avoir à dépendre de diktats dans lesquels je ne me retrouve pas. Cela a pris un peu de temps, mais je suis fière de pouvoir être pleinement moi-même.

Quel est l'impact le plus puissant de ton parcours entrepreneurial jusqu'à présent ?

Je pense que cette aventure avec The Good Mood Class est incroyable, elle m'emmène là où je n'aurais jamais imaginé aller et me pousse à faire des choses bien au-delà de mes limites. En fait, cette aventure est ultra enrichissante, car elle regroupe à peu près tout ce que j'aime : le partage, l'énergie positive et l'humain. Et la musique ! En plus, c'est marrant combien, en transmettant ce message et grâce à toutes ces rencontres, je continue à apprendre constamment.

Quel conseil donnerais-tu pour développer la confiance en soi et poursuivre ses rêves ?

Apprendre à se connaître avant tout, et surtout se faire confiance, un pas après l'autre, et pratiquer la méthode TGMC. Apprendre à voir ce qui va au lieu de ce qui ne va pas, et surtout faire, au lieu de trop réfléchir !

Ton conseil ultime pour plus de glow ?

Un bon highlighter !

Un mantra qui t'inspire ?

« Les choses arrivent toujours pour une bonne raison. »

ELENA BROWER

Maman, auteure à succès, enseignante, entrepreneuse.

Que fais-tu dans la vie et quels sont les projets qui te font vibrer en ce moment ?

Après avoir enseigné le yoga au cours des deux dernières décennies, ce qui me fait vibrer maintenant, c'est mon travail. Mon équipe mondiale doTERRA aide maintenant plus de 25 000 ménages à se détoxifier de composés chimiques nocifs et à maintenir la nature plus proche de leur quotidien.

L'alimentation saine et le bien-être, ce sont des sujets qui t'ont toujours intéressée ? Comment as-tu commencé à t'y pencher plus en profondeur ?

Juste après avoir obtenu mon diplôme universitaire en 1992, j'ai rencontré la mère de mon petit ami qui m'a amenée au magasin bio et m'a fait prendre de l'herbe de blé : c'était le début.

Quelles sont tes trois habitudes saines clés ?

C'est précisément ce que j'ai essayé de développer à travers ma méthode TGMC en cinq points très simples, mais qu'il faut pratiquer au quotidien :
— Me pardonner souvent.
— Bouger mon corps de différentes manières et de façon constante.
— Manger équilibré : un mélange de légumes et de protéines maigres, de suppléments et beaucoup de sommeil.

Qu'est-ce que le mot équilibre évoque pour toi et comment fais-tu pour trouver ton équilibre au quotidien ?

Je ne trouve pas l'équilibre. Je continue juste à m'adoucir. Je pense que l'équilibre est une illusion. Rien n'est jamais vraiment équilibré : il me semble que tout dans la vie est en train de déployer des couches plus profondes de guérison.

Beaucoup de gens me disent qu'ils ont du mal à pratiquer le yoga régulièrement (et par eux-mêmes !). Quel conseil leur donnerais-tu ? Comment le yoga peut-il devenir une partie plus naturelle de leur vie ?

Réveillez-vous tôt, connectez-vous à une plateforme telle que Glo.com et sachez que, si vous avez le temps pour les réseaux sociaux, vous avez le temps pour votre santé lymphatique, digestive, respiratoire, circulatoire et endocrinienne.

Quelle est ta vision de la beauté ?

Intelligence × humilité = beauté.

Peux-tu partager avec nous ta routine beauté ?

— Dormez sept heures au moins.
— Bougez votre corps.
— Mangez autant que vous le pouvez du sol ou d'un arbre, avec des protéines maigres lorsque votre corps vous le demande.

De quoi es-tu la plus fière aujourd'hui ?

La gentillesse de mon fils. Mes amitiés. Ma relation avec mon partenaire.

Quel est l'impact le plus puissant de ton parcours entrepreneurial jusqu'à présent ?

Voir la puissance magnifique de la générosité en vie à travers toutes les facettes de mon entreprise. Chaque jour, je m'arrête pour observer les résultats de cette vertu au sein de mon équipe.

Une mauvaise habitude dont tu aimerais te débarrasser ?

Je l'ai fait en 2014 : je suis devenue sobre et j'ai abandonné ma dépendance. Il ne me reste que le chocolat noir et les émissions de cuisine !

Quel conseil donnerais-tu pour développer la confiance en soi et poursuivre ses rêves ?

Soyez gentil, soyez clair et soyez présent dans chaque interaction. Vous ne savez jamais à qui vous parlez…

Dis-nous quelque chose que nous ignorons de toi.

Vous savez tout !

Ton conseil ultime pour plus de glow ?

Dormir !

Un mantra qui t'inspire ?

« Que ferait l'amour ? »

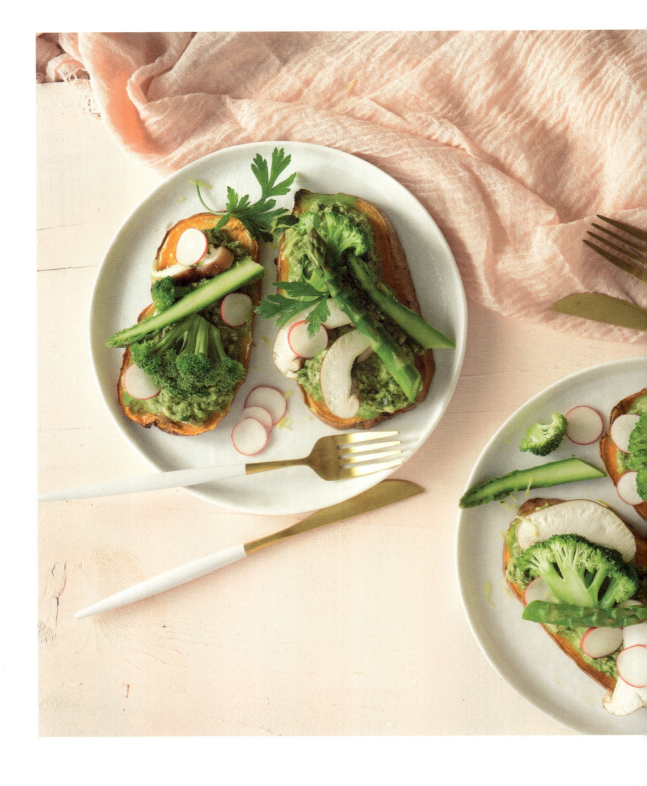

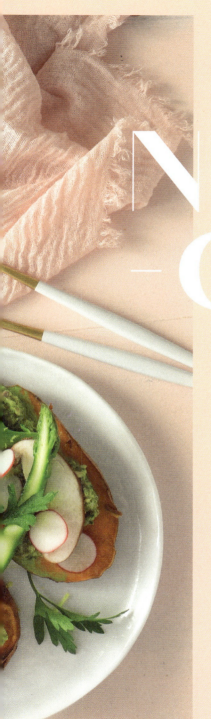

VOTRE PROGRAMME
NUTRI-GLOW
DE 21 JOURS

Il est temps de mettre en pratique toutes ces bonnes intentions. Je vous présente dans cette partie un programme de trois semaines pour révéler le véritable glow en vous. Vous aurez ainsi 21 jours pour expérimenter et adopter un mode de vie holistique. Ce programme représente une détox accessible à tous, il ne s'agit en aucun cas d'une cure poussée ou extrême. Selon votre niveau, si vous êtes un praticien détox débutant ou confirmé, je vous suggérerai des options. Ce programme se déroule en trois étapes, afin d'avancer petit à petit sur le chemin de la détox. Vous trouverez également près de quarante recettes faciles à préparer pour que votre programme rime aussi avec plaisir.

LES PRINCIPES DE BASE DU *programme*

Pour obtenir de bons résultats et simultanément soigner votre corps, nous avancerons intelligemment et progressivement, en suivant trois étapes. C'est ainsi que votre corps réagira le mieux, et votre mental aussi ! Les changements trop brusques ne respectent pas la physiologie du corps et peuvent perturber l'équilibre interne plus qu'autre chose.

Tenez un carnet pendant votre programme pour mieux apprendre à connaître votre corps et vos besoins. Une réaction après un repas ? Je la note. Un mal-être en lien avec un aliment ? Je le note, etc.

The glow mood is on!

> **GLOW TIP**
>
> Chaque individu est différent, donc si vous avez une pathologie ou une problématique santé spécifique qui vous préoccupe, renseignez-vous auprès de votre praticien de santé naturelle ou auprès d'un médecin avant de commencer, pour que votre expérience détox se passe au mieux.

QUELQUES RÈGLES POUR UNE JOURNÉE TRÈS GLOWY

Pour une détox réussie, il y a quelques fondamentaux à respecter. À chaque moment de la journée, veillez à adapter votre façon de vous nourrir et adoptez les bons réflexes pour éviter les petits écarts.

/ Le matin, hydratez-vous

Commencez toujours par bien vous hydrater avec de l'eau pure, ou encore mieux, avec un verre d'un de mes élixirs floraux, ou un bon jus frais pressé à froid de légumes et/ou de fruits.

Pour remplacer votre café, essayez l'un des délicieux latte. Mon Good morning beautiful est clairement l'un de mes préférés. Pour que votre petit déjeuner (si vous en prenez un, car cela ne sera jamais une obligation si vous n'avez pas faim) soit très dense en micronutriments, vous pouvez l'agrémenter avec un superfood ou un adaptogène. Il s'agit de plantes qui ont la capacité d'agir là où il faut dans notre organisme. Elles s'adaptent (d'où leur nom), afin de donner un petit coup de pouce aux systèmes et aux organes qui en ont besoin pour retrouver l'équilibre. Notamment,

> **GLOW TIP**
> VEILLEZ À VOTRE INDEX GLYCÉMIQUE ET ÉQUILIBREZ VOTRE JUS FAIT MAISON, AVEC 80 % DE LÉGUMES POUR 20 % DE FRUITS !

LES ADAPTOGÈNES
selon les problématiques communes

PEAU TERNE, CHEVEUX FRAGILISÉS ET ONGLES CASSANTS	Chaga, Cordyceps, Poudre de perle, Astragale, Aloe Vera
STRESS, ANXIÉTÉ, MAUVAIS SOMMEIL	Ashwagandha, Mucuna, Rhodiola, Bacopa, Basilic sacré (tulsi)
ÉQUILIBRE HORMONAL	Ashwagandha, Cordyceps, Racine de réglisse, Schisandra, Maca
NIVEAU D'ÉNERGIE, REVITALISATION	Ginseng, Maca, Astragale, Aloe Vera
PURIFICATION	Basilic sacré, Moringa, Aloe Vera

les adaptogènes améliorent la capacité du corps à faire face à l'anxiété et à l'état de stress. Je suis une grande fan de ces plantes intelligentes !
Je vous invite à constituer une petite pharmacie naturelle avec quelques adaptogènes qui me tiennent particulièrement à cœur.

/ À midi, optez pour une recette saine et gourmande

C'est le moment de vous faire plaisir, car la capacité digestive est souvent à son pic au milieu de la journée. Vous pouvez donc faire un repas un peu plus « complexe » et copieux. Je vous propose de choisir parmi les recettes présentées un peu plus loin. Pour plus d'énergie dans la journée, pensez à inclure des protéines le matin et/ou à midi quand le corps à besoin de carburant et de « matériel de construction ». Les protéines animales, si vous en mangez, sont donc à privilégier lors de ce repas de midi.

> **GLOW TIP**
> **Les aliments frais consommés pendant la détox doivent être mûrs, de préférence de saison et de qualité biologique. Privilégiez la cuisson vapeur, à l'étouffée ou au wok rapide pour un meilleur apport en nutriments. En été, vous pouvez préférer les crudités, si votre intestin les supporte. En hiver, n'hésitez pas à augmenter le ratio de légumes cuits.**

/ Le soir, mangez un peu plus light

Choisissez une des salades que je vous propose, ou bien le velouté, ou inspirez-vous de ces plats pour faire un repas très végétal et moins copieux que celui du midi. C'est le moment où le corps se prépare pour une bonne nuit de sommeil et commence à stocker les calories et les nutriments apportés. La capacité digestive baisse. Donc idéalement, on essaie de bien diminuer l'apport en carburant le soir.
Les élixirs et latte apaisants sont top le soir, ainsi que les smoothies ou jus si vous voulez davantage alléger la digestion. Cela devient naturellement plus facile si vous avez mangé équilibré dans la journée.

/ En cas de fringale entre les repas

Gardez toujours avec vous un snack sain – je vous propose dans cette partie quelques recettes savoureuses – pour éviter de vous précipiter à la boulangerie la plus proche

ou sur les barres chocolatées de l'open space !
De nombreuses possibilités existent, pleines de micronutriments :
— des oléagineux nature ;
— des fruits frais à croquer ;
— un smoothie ou un jus de légumes pressé à froid ;
— deux carrés de chocolat noir bio avec au minimum 75 % de cacao (du chocolat cru, encore mieux !) ;
— des bâtonnets de légumes avec éventuellement un bon spread végétal (préparez par exemple un houmous ou du guacamole).

/ En cas d'écart

Continuez quand même ! L'erreur numéro un, lors d'une détox ou de n'importe quel programme, c'est de faire d'un écart une excuse pour lâcher les bonnes habitudes : « Puisque j'ai déjà craqué pour un gâteau, je n'ai qu'à en manger un deuxième, un troisième, etc. » Non : un gâteau, c'est un gâteau, et trois ou quatre gâteaux auront bien plus d'impact sur votre corps qu'un seul. Cela paraît évident, pourtant on laisse trop souvent le premier petit écart (assez négligeable) en devenir un gros. Ne vous sentez surtout pas découragé à cause d'un, voire de plusieurs écarts. Ne vous dites pas que les bonnes pratiques précédentes sont gâchées. L'écart devient surtout problématique quand il est trop répétitif, alors la meilleure façon de le gérer, c'est de ne pas se prendre la tête. Ne culpabilisez surtout pas et n'allez pas croire que tout est raté. Prenez un écart qui arrive juste pour ce qu'il est, à savoir un simple écart, et revenez dès le prochain repas ou dès le lendemain à de meilleurs gestes. Keep your focus, my friend!

LES GESTES GLOW À ADOPTER

Pour que votre détox soit efficace et permette de bien nettoyer l'organisme, mais aussi pour qu'elle reste une expérience agréable, il est nécessaire d'accompagner votre corps et d'en prendre soin. Voici quelques précieux conseils.

> **GLOW TIP**
>
> **VOUS POUVEZ APPORTER UN SMOOTHIE OU UN JUS DE LÉGUMES DANS UNE THERMOS ET LE GARDER AU RÉFRIGÉRATEUR AU BUREAU ! CELA ÉVITERA DE SE JETER SUR LES SUCRERIES DANS L'OPEN SPACE...**

/ Pendant la détox

— Buvez un peu tout au long de la journée pour rester bien hydraté. Choisissez une eau faiblement minéralisée pour préserver vos reins.
— Reposez-vous beaucoup. Pendant la dernière phase (surtout si vous n'avez pas l'habitude), ne pratiquez pas de sport intense, mais des activités douces : la marche, le yoga, les étirements. Profitez-en pour faire un vrai week-end détente, avec un minimum d'écrans et de travail. Vous donnerez ainsi du repos non seulement à votre système digestif, mais aussi à votre système nerveux. Ce sera très bénéfique aussi pour optimiser le processus de nettoyage.
— Pratiquez le brossage à sec chaque jour avant de prendre votre douche pour stimuler la lymphe et l'élimination de toxines.
— Pratiquez des activités de détente qui vous font plaisir : lire, méditer, écouter une relaxation, vous balader dans la nature.
— Posez chaque jour pendant vingt minutes une bouillotte d'eau chaude sur votre foie (à droite sous votre poitrine) pour soutenir et soulager son travail. Le foie est un organe clé pour mieux vous nettoyer, cela aidera la bonne élimination, et en plus, c'est un vrai moment de bien-être.
— Prenez, en cas de besoin, des compléments laxatifs doux. Il est très important d'éliminer au moins une fois par jour sur cette période.

/ Après la détox

Pour rompre la détox et revenir à une alimentation plus « normale », il faut suivre un petit protocole. Vous prolongerez ainsi les bienfaits de votre détox. Ce protocole est encore plus important si vous avez opté pour la détox version profonde, avec beaucoup de repas liquides ou une monodiète.

La fin d'une détox doit absolument être progressive et douce pour ne pas brusquer votre corps. Si vous reprenez directement avec un bout de viande ou un aliment bien gras, votre corps peut littéralement subir un « choc ». Cela peut provoquer non seulement des troubles digestifs plus ou moins importants, et même empêcher le processus de nettoyage que vous avez mis en route. Ce serait dommage, non ?

Cette transition est une étape presque aussi importante que la détox elle-même. Voici quelques règles à suivre post-détox :

— Pendant un à trois jours après la détox, privilégiez les légumes et les fruits frais. Les jus et les smoothies en particulier sont parfaits, en alternance avec des repas plus consistants. Hydratez-vous bien. N'hésitez pas, le matin par exemple, à consommer uniquement des fruits (frais et de saison que vous supportez bien) pour continuer le processus de nettoyage de façon plus efficace.

> **GLOW TIP**
>
> **Les agrumes, et notamment le citron, sont de bons alliés astringents très détoxifiants. Un grand verre d'eau chaude avec du citron le matin continuera de désengorger votre foie et de booster votre métabolisme, également après votre cure.**

— Par petites quantités, vous commencerez à réintroduire d'autres aliments un peu plus riches, comme les oléagineux, les huiles et les céréales sans gluten. Restez très raisonnable encore sur les quantités pendant les premiers jours. Vous pourrez ensuite augmenter petit à petit les portions.

— Les deuxième et troisième jours post-détox, vous pouvez intégrer à vos repas de petites portions de protéines animales ou végétales, comme le poisson et la viande blanche, les légumineuses. Pensez à privilégier le bio pour ne pas soumettre votre corps aux surcharges toxiques. La viande rouge, très lourde pour la digestion, n'est pas recommandée avant quelques jours encore, tout comme le café, l'alcool et le sucre, ainsi que les repas trop copieux. Gardez les choses simples : une belle assiette composée sans problème, mais le trio entrée-plat-dessert n'est pas encore conseillé, si vous voulez bénéficier au maximum des bienfaits de votre cure détox.

Surtout, restez à l'écoute de vous-même ! De petits désagréments, comme des maux de tête ou des crampes abdominales, peuvent se manifester en fonction de votre état de santé et des déchets accumulés, qui sont en train de se libérer dans la circulation sanguine et de se transporter vers un émonctoire pour être libérés. Les symptômes d'élimination sont courants. Reposez-vous simplement, faites des exercices de relaxation. Si les effets sont trop importants, contactez un professionnel. Mais une détox de courte durée n'est en général pas compliquée à suivre (surtout après votre préparation !) et vous en ressentirez bientôt les bienfaits.

ZOOM

LES LAXATIFS NATURELS

Très glam, je sais, mais on doit parler de ce cleanse naturel ! Car il est absolument indispensable pour le bien-être général et pour avoir une belle peau rayonnante. En cas de besoin, testez parmi les solutions suivantes celle qui vous correspond le mieux. Évitez les laxatifs forts, cela perturbe le péristaltisme (contractions musculaires qui permettent la progression des déchets) sur le long terme.

– Mettez 1 c. à s. de graines de lin ou de graines de psyllium dans un verre d'eau le soir. Buvez-le le lendemain. Si vous préférez, vous pouvez mélanger 1 c. à c. de ces mêmes graines dans un verre d'eau trois fois par jour.

– Prenez 1 à 3 c. à s. d'huile d'olive pure avant le coucher. Expérimentez jusqu'à déterminer la dose appropriée à votre corps.

– Faites tremper quelques pruneaux pendant la nuit et mangez-les lentement à jeun le lendemain matin.

– Prenez, selon vos besoins, 30 à 60 ml d'aloe vera pur à jeun le matin.

– Grâce à leur effet stimulant, le thé vert et le thé matcha le matin fonctionnent bien pour certains.

– Pratiquez ma série de yoga présentée page 165).

TROIS SEMAINES
trois étapes

Vous êtes maintenant prêt à vous lancer dans le programme ? Il se déroule en trois temps, que voici :
— une semaine de préparation ;
— une semaine clean, sans les aliments les plus irritants, pour soulager votre corps et immédiatement baisser l'inflammation ;
— une semaine de nettoyage plus en profondeur.

GLOW MANTRA

Il n'y a pas de limite, vous pouvez être infiniment rayonnant, vivant et irrésistible.

GLOW MANTRA

> "Votre beauté extérieure capturera les yeux, votre beauté intérieure capturera le cœur."
>
> — Steven Aitchison

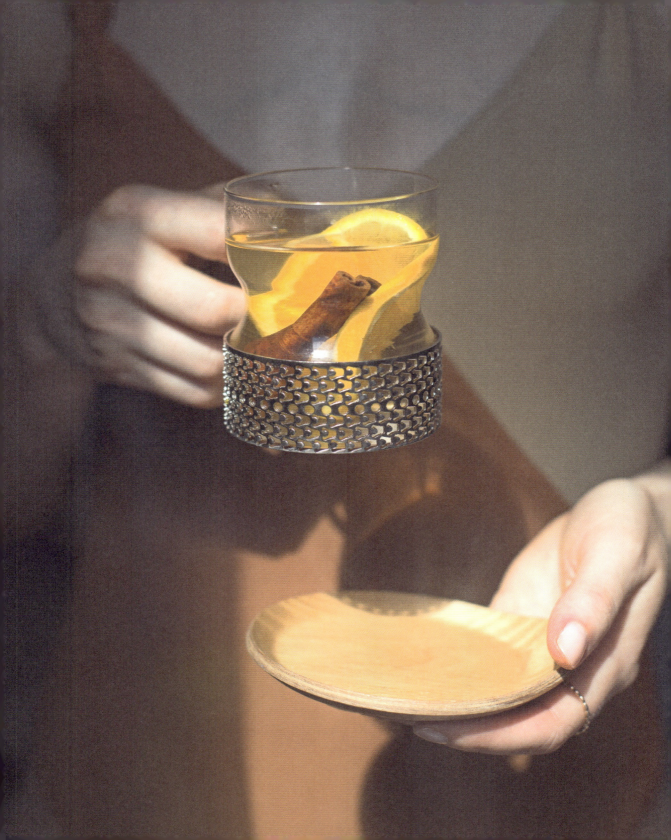

UNE SEMAINE DE PRÉPARATION

L'objectif de cette première semaine est d'éliminer, petit à petit, les aliments irritants, acidifiants et inflammatoires.

Vous supprimerez donc progressivement :
— les produits industriels trop transformés, comme les plats préparés, les sauces avec des additifs nocifs type conservateurs ou colorants, etc. ;
— tous les produits laitiers, y compris le chèvre bio et le kéfir ;
— le gluten : le pain et les pâtes à base de blé, orge, épeautre, seigle, etc. ;
— la viande rouge et blanche ;
— le sucre raffiné : sucreries, viennoiseries, soda, biscuits, etc. ;
— le café et le thé noir ;
— l'alcool ;
— si possible le tabac.

À la place, vous mangerez pendant cette semaine de plus en plus de légumes, de fruits, d'oléagineux et de graines, de protéines végétales, éventuellement quelques fois du poisson de qualité, des céréales et des pseudo-céréales sans gluten (amarante, millet, quinoa, riz rouge, noir ou sauvage complet et semi-complet, sarrasin) et des herbes aromatiques.

/ *La journée type*

— Commencez soit par un de mes élixirs floraux ou autres (voir p. 205), soit simplement par de l'eau tiède et quelques gouttes de citron si vous manquez de temps.
— **Au petit déjeuner** ensuite, essayez d'ajouter des acides aminés et de bons acides gras à ce premier repas, pour stabiliser votre glycémie jusqu'au repas du midi. Pensez aux graines de chia : elles contiennent les deux.
— **Dans la matinée,** buvez plus d'eau et/ou de tisane et éventuellement un thé vert ou matcha (au maximum deux par jour, pendant le programme).
— **À midi,** choisissez un des glow meals (voir p. 234) et ajoutez une protéine animale de qualité (au maximum trois fois au cours de la semaine) ou végétale.
— **Dans l'après-midi,** accordez-vous une pause sucrée pour booster la sérotonine et évitez de vous jeter sur les snacks apéritifs en rentrant. Une ou deux bliss balls (voir p. 256) et/ou un beauty latte, par exemple ?
— **Au dîner,** un repas plus léger sera idéal si votre repas de midi a été bien équilibré, concentrez-vous sur le végétal. Veggie night fever! (Si vous mangez une protéine animale, sachez que le poisson sera bien plus digeste que la viande.)

LES GRAINES DE CHIA

ZOOM

Elles sont considérées comme des super-aliments, parce qu'elles sont :
- très riches en micronutriments, et en particulier en oméga-3 ;
- denses en protéines végétales, ce qui crée un sentiment de satiété et aide à diminuer le grignotage ;
- riches en fibres, grâce auxquelles elles favorisent la stabilité de la glycémie dans le sang ;
- riches en calcium (mieux assimilable que celui des produits laitiers), minéral indispensable qui contribue à la bonne santé des os ;
- riches en acide aminé tryptophane, qui favorise un bon équilibre émotionnel et un bon sommeil.

Préparez des puddings au chia comme petit déjeuner ou en-cas, ou mettez-en dans vos smoothies ! 2 à 3 c. à s. par personne font une portion, en les ayant préalablement fait tremper.

/ Les gestes extra glow de la semaine

— Un exercice de méditation guidée ou de respiration apaisée par jour pendant cinq à dix minutes calmera votre système nerveux et aidera votre corps à mieux gérer tout changement physique et/ou émotionnel.
— Trouvez votre routine « mouvement » et faites-la trois fois au cours de la semaine.

GLOW TIP

Notez ces « rendez-vous » avec vous-même dans votre agenda et cochez-les quand ils sont faits. Cela vous aidera à rester dans la pratique et rendra le programme plus concret et motivant pour vous. Naturellement, cela crée plus d'engagement !

UNE SEMAINE CLEAN

Lors de cette deuxième semaine, il s'agit de continuer sur votre lancée, mais en excluant cette fois tous les aliments les plus acidifiants et inflammatoires.

/ La journée type

— Pour commencer, faites comme lors de votre première semaine, mais pourquoi ne pas varier les plaisirs ? Le corps adore changer d'apports en actifs régulièrement, alors si vous avez fait l'élixir Rejuvenate me (p. 207) pendant sept jours, essayez par exemple la Potion Sweet Feminity (p. 208) pour des hormones heureuses !

— **Au petit déjeuner,** une phase plus nettoyante commence. Faites des smoothies et des jus plus régulièrement. Pourquoi pas un matin sur deux, pour habituer votre corps progressivement et l'amener, toujours avec douceur, vers de nouvelles habitudes ?

— **Dans la matinée,** continuez sur le modèle de la première semaine.

— **À midi,** faites des glow meals sans les protéines animales, mais n'oubliez pas d'ajouter une protéine végétale.

— **Dans l'après-midi,** poursuivez comme pendant la première semaine, mais en évitant les doubles parts de cheese-cake cru ! Allégez…

— **Au dîner,** faites parfois des repas liquides, surtout si vous avez bien mangé le matin et à midi. Une soupe, un velouté ou un smoothie sera parfait. Écoutez-vous ! Si vous avez une faim de loup, mangez plus consistant (mais toujours végétal) et arrêtez quand la sensation de satiété s'installe. Une tisane coupe-faim après le repas, type cannelle ou gingembre, est toujours agréable et vous aidera à ne pas craquer pour le dessert.

/ Les gestes extra glow de la semaine

— Continuez avec une méditation guidée ou une respiration apaisée par jour, en augmentant la durée de quelques minutes ou en ajoutant une seconde séance dans votre journée.

— Augmentez la durée de votre routine « mouvement » quotidienne, ou bien ajoutez une, deux ou trois séances, selon vos possibilités.

— Continuez à noter ces « rendez-vous » avec vous-même dans votre agenda et cochez-les quand ils sont terminés.

UNE SEMAINE DÉTOX VÉGÉTALE

Cette dernière semaine, vous avez sept jours pour drainer et nettoyer votre corps. Le nettoyage devient ici plus profond, pour aider votre corps à se régénérer et à se renforcer. Cela favorisera un esprit et un teint si glowy !

Comme vous avez fait une bonne préparation lors des deux semaines précédentes, cette détox de sept jours sera bien plus facile et optimisée, et elle présentera moins de désagréments !

/ La journée type

— Pour commencer, buvez par exemple un grand verre d'eau pure et chaude (pas bouillante) avec le jus d'un demi-citron pressé, ou bien la potion Clean Body (voir p. 206).
— **Au petit déjeuner,** préparez-vous un smoothie (fruits et légumes frais) avec un complément de votre choix riche en chlorophylle, comme l'herbe de blé ou la chlorelle. Ajoutez de l'eau ou de l'eau de coco nature. Vous pouvez aussi remplacer le smoothie par des fruits entiers, si vous préférez.
— **Dans la matinée,** buvez de la tisane et/ou de l'eau, et éventuellement un thé vert ou blanc bio.
— **À midi,** cuisinez une salade de crudités variées. Vous pouvez y ajouter des herbes fraîches, du citron, du poivre ou d'autres épices de bonne qualité, ainsi qu'environ 2 c. à s. d'huile végétale vierge de première pression.
— **Dans l'après-midi,** si vous en avez envie, grignotez quelques oléagineux nature, buvez un smoothie équilibré ou un jus de légumes pressé à froid. Sinon, hydratez-vous simplement avec des tisanes ou de l'eau pure.
— **Au dîner,** préparez-vous une soupe ou un velouté de légumes (crus de préférence), ainsi qu'une petite salade de crudités éventuellement. Si vous avez très faim, vous pouvez ajouter des légumes-racines cuits à la vapeur dans votre soupe (patates douces ou panais). Vous pouvez aussi ajouter de l'eau, un peu de lait

> **GLOW TIP**
>
> **Pour faciliter votre expérience de la cure au maximum, faites toutes vos courses en amont, parlez-en avec votre entourage et arrangez-vous pour que votre planning soit en cohérence avec votre cure : pas de repas d'anniversaire ni d'autre événement particulier qui pourrait vous « perturber » pendant ces sept jours.**

de coco bio, des épices et des herbes fraîches. Le dîner peut très bien aussi se résumer à un smoothie ou à un grand jus de légumes frais pressé pour une détox plus profonde. Si besoin, ajoutez-y un peu d'avocat ou des graines de chia pour vous caler.

/ *Les deux derniers jours*

Si vous le souhaitez, vous pouvez approfondir davantage cette cure, par exemple :
— en faisant une journée entière liquide, avec des jus et/ou des smoothies et/ou des bouillons ;
— en faisant une journée de monodiète (voir p. 43).

/ *Les gestes extra glow de la semaine*

— Aidez votre corps à se nettoyer davantage et à embellir en pratiquant le brossage à sec avant chaque douche.
— Essayez la série de yoga détox (voir p. 165). Le matin avant le petit déjeuner : c'est un moment idéal ! Ou sinon, le ventre vide avant de dîner.
— Terminez cette série par un exercice de respiration (voir p. 168) : la respiration yogique est profondément énergisante et purifiante.

Continuez à bien noter ces « rendez-vous » avec vous-même dans votre agenda et cochez-les une fois terminés. Pourquoi ne pas aussi noter dans votre carnet vos observations concernant la semaine détox ? Profitez de cette expérience pour apprendre à mieux vous connaître : les aliments qui vous vont, ceux qui ne vous vont pas, la sensation de faim, votre niveau d'énergie après certains repas, etc. Cet exercice vous aidera à mieux prendre soin de vous par la suite. Ce sera un précieux soutien pour la vie.

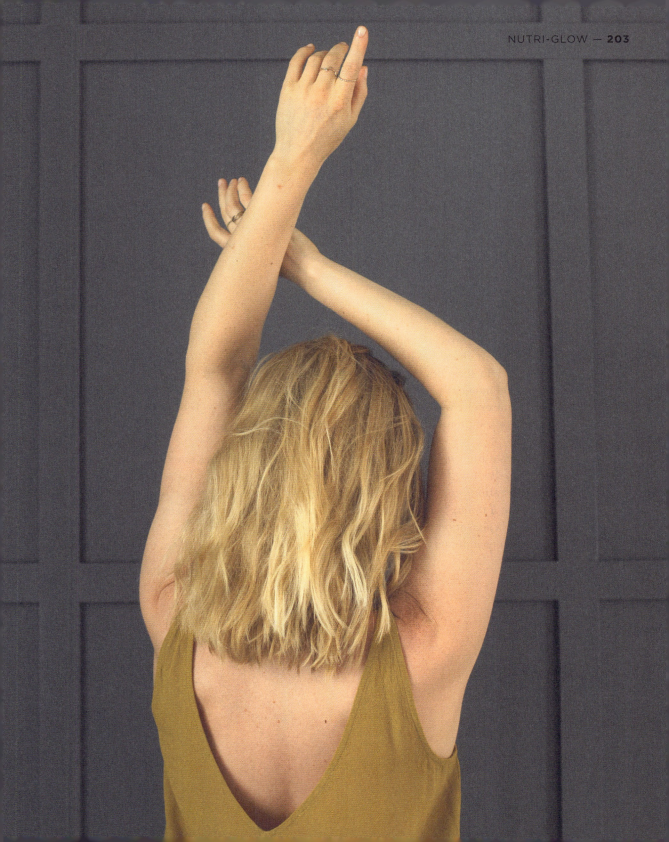

LE LIVRE DE RECETTES
NUTRI-GLOW

Les recettes que je vous propose ici visent à :
— renforcer et rééquilibrer votre flore pour l'ultime glow boost ;
— chouchouter vos hormones pour réguler votre poids, votre sommeil et embellir votre peau ;
— apaiser votre système nerveux pour un maximum de zen attitude ;
— faire un lifting naturel en composant des assiettes anti-âge ;
— booster votre énergie globale et vos feel good vibes.

Le parti pris de ces recettes est de vous apporter du bon, du sain et du simple. Ce sont des préparations que je fais chez moi ! De bonnes matières premières, avec une excellente huile, des herbes aromatiques et des épices de qualité, peuvent donner les plats les plus succulents et vous apporter une réelle nutrition. J'ai également ajouté quelques recettes plus élaborées pour les moments slow du week-end…

Let's cook & glow !

> **GLOW TIP**
>
> Des *superfoods* sont présents dans presque toutes les recettes pour l'optimal glow, mais chaque recette est réalisable sans ces poudres, si vous n'en avez pas sous la main.

/ Les élixirs beauté

Ces élixirs aux vertus multiples vous apporteront une hydratation profonde et les bienfaits des plantes. Ils représentent l'alternative parfaite aux boissons sucrées (les ennemis de notre vitalité et de notre beauté) !

> **GLOW TIP**
>
> Vous pouvez ajouter quelques glaçons en été pour une boisson saine, désaltérante et encore plus rafraîchissante. Les élixirs présentés se gardent facilement trois ou quatre jours au réfrigérateur.

ELIXIR TONIFIANT ANTI-FATIGUE

Une boisson antioxydante, anti-inflammatoire, purifiante, tonifiante et dynamisante. Elle soigne la digestion et les coups de blues !

1 litre d'eau faiblement minéralisée

1/2 concombre coupé en rondelles

3 c. à s. d'hydrolat de basilic

EN OPTION

1-2 poignées de menthe fraîche

1 — Épluchez le concombre s'il n'est pas bio.

2 — Mélangez tous les ingrédients dans une joli carafe.

3 — Ajoutez volontiers quelques rondelles d'orange en hiver, de pomelo en début de printemps, et de citron en été ou automne.

POTION CLEAN BODY

Comme son nom l'indique, c'est la potion à privilégier pour purifier votre magnifique organisme. Une lumineuse journée vous attend en faisant peau neuve depuis l'intérieur.

POUR UNE PETITE CARAFE

Environ 7 cm de gingembre frais, pelé et tranché finement

Environ 5 cm de curcuma frais, pelé et tranché finement

Zeste et jus d'1 citron bio (et/ou quelques rondelles de citron)

1 pincée de poivre noir

3-4 grandes verres d'eau

EN OPTION

1 c. à s. de miel pur et bio

3 c. à s. de jus d'aloe vera pur

1 — Ajoutez le gingembre, le curcuma, le zeste et le jus de citron, le poivre, ainsi que l'eau dans une petite casserole. Laissez mijoter à feu doux pendant 1 minute environ (sans bouillir !). Laissez infuser 5 minutes, puis ajoutez le miel pour adoucir quand la température a baissé.

2 — Versez le tout dans un récipient en verre. Laissez refroidir, puis ajoutez, si vous le souhaitez, le jus d'aloe vera et conservez au réfrigérateur.

Buvez cette potion à jeun le matin. J'aime la réchauffer légèrement en y ajoutant un peu d'eau chaude.

ÉLIXIR REJUVENATE ME

OK, on ne vivra peut-être pas pour l'éternité, mais on peut toujours ralentir le processus avec de délicieux élixirs ! Rajeunir, c'est addictif, vous allez voir…

1 litre d'eau de coco nature

Jus de 1 citron vert

1 à 2 poignées de menthe fraîche

L'extra glow : 60 ml d'aloe vera pur

<u>EN OPTION</u>

un peu de miel bio ou de sucre de fleur de coco

1 — Mélangez le tout dans une jolie carafe.

2 — Laissez l'élixir infuser au moins 30 minutes avant de déguster.

POTION BEAUTY SLEEP

L'une des choses les plus importantes pour être en forme et pour avoir du glow, c'est de laisser son corps se régénérer la nuit. Essayez cette potion en cure pendant 3-4 semaines et laissez-vous bercer par le parfum envoûtant de la fleur d'oranger…

1 litre d'eau faiblement minéralisée

3 c. à s. d'hydrolat de fleur d'oranger

1 à 2 poignées de verveine fraîche

<u>EN OPTION</u>

1 c. à c. de miel bio par tasse

1 — Mélangez tous les ingrédients dans une jolie carafe.

2 — Laissez infuser au moins 30 minutes avant de déguster.

3 — Pour une potion chaude et réconfortante, chauffez-la doucement dans une casserole une fois infusée et ajoutez du miel. Attention à ne pas la faire bouillir pour ne pas détruire les actifs.

En version rapide : mélangez juste de l'eau tiède et l'hydrolat de fleur d'oranger.

POTION SWEET FEMINITY

Mmh… cette potion est vraiment sweet, ladies ! Elle régule le système hormonal, le syndrome prémenstruel, elle rééquilibre et apaise, rehausse et libère la féminité, produit un effet anti-âge et un effet antioxydant. Rien ne vous empêche de partager la potion avec votre homme : un peu de rose, ça fait du bien à tout le monde.

1 litre d'eau faiblement minéralisé

3 c. à s. d'hydrolat de rose (hydrolat pur pour utilisation interne)

1 poignée des pétales de rose (séchés ou frais)

EN OPTION

1 à 2 c. à s. d'hydrolat de sauge (la synergie des deux hydrolats favorise l'équilibre endocrinien féminin)

Fraises ou framboises

1 — Mélangez le tout dans une joli carafe..

2 — Gardez cette potion au réfrigérateur trois ou quatre jours. En été, ajoutez des framboises ou des fraises pour un boost antioxydant en plus (en hiver de la grenade).

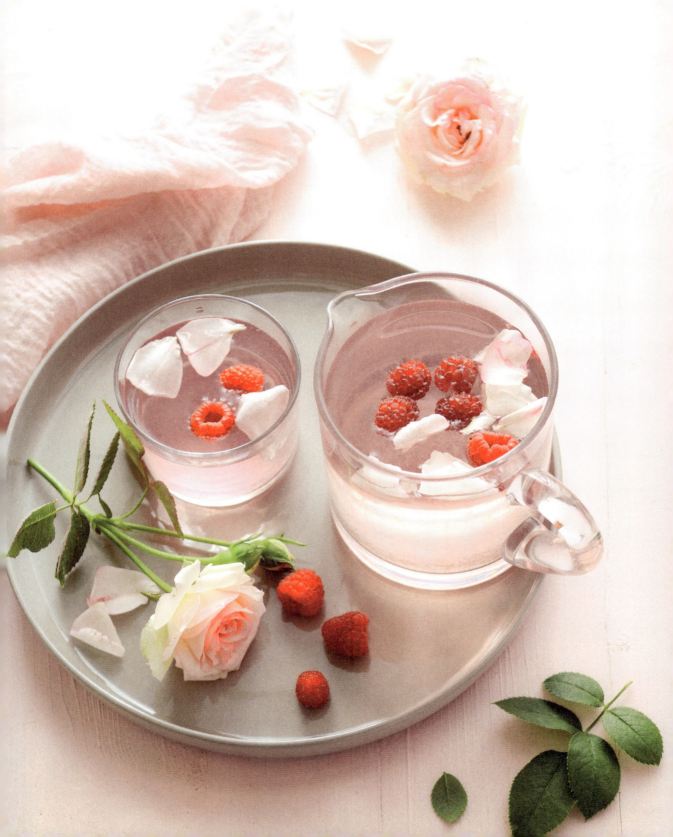

/ Les latte et moon milks

Voici des recettes idéales pour accompagner un petit déjeuner sain et délicieux, mais vous pouvez aussi les savourer à d'autres moments de la journée, dans l'après-midi, le soir avant d'aller dormir… N'hésitez pas à les agrémenter avec des adaptogènes ou des *superfoods*.

GOOD MORNING BEAUTIFUL

Cette recette réunit deux adaptogènes puissants pour l'équilibre hormonal et émotionnel, booster d'énergie et antistress à la fois. The most beautiful start of the day !

1 tasse de lait d'avoine (ou d'un autre lait végétal que vous préférez)

1 c. à c. de poudre d'ashwagandha

1 c. à c. de poudre de maca

½ à 1 c. à c. d'huile de coco vierge

1 à 2 c. à c. de sucre de coco ou de sucre de canne brut bio

EN OPTION

1 pincée de cannelle

1 — Mélangez tous les ingrédients dans une petite casserole et faites chauffer à feu doux.

2 — Battez vigoureusement avec un fouet ou utilisez un petit fouet électrique jusqu'à ce qu'il ne reste plus de morceaux.

3 — Versez dans une tasse et saupoudrez de cannelle.

> **GLOW TIP**
> **POUR FAVORISER VOTRE BEAUTY SLEEP, ENLEVEZ LA MACA ET VOUS AUREZ UN MOON MILK RELAXANT À DÉGUSTER LE SOIR.**

MATCHA ADDICTION

Ce thé vert est particulièrement riche en antioxydants. Il est énergisant et anti-inflammatoire. C'est le meilleur allié des working girls pour plus de concentration et une peau rayonnante. Trois versions à suivre :

POUR 1 PERSONNE

Pour une version thé matcha : 1 tasse d'eau seulement

Pour une version matcha latte light : ⅓ de tasse de lait d'amande et ⅔ d'eau

Pour une version matcha latte gourmand : 3 c. à s. d'eau + le reste de la tasse de lait d'amande

1 c. à c. de poudre de matcha bio

1 à 2 c. à c. de miel ou de sucre de canne complet (facultatif)

EN OPTION, POUR UN GLOW BOOST

¼ c. à c. de spiruline

1 — Ajoutez un fond d'eau ou de lait dans votre tasse, ensuite la poudre de matcha et éventuellement le sucre. Mélangez l'ensemble avec votre fouet traditionnel en bambou ou un mini-batteur électrique. Cette étape de la recette vous permettra d'éviter l'apparition de grumeaux dans le matcha latte.

2 — Versez le reste du lait ou de l'eau chaude (max. 70 °C) dans la tasse en remuant simultanément. N'utilisez que du liquide froid pour un matcha latte glacé.

3 — Vous pouvez battre du lait végétal réchauffé à part dans une petite casserole, et l'incorporer délicatement à la fin pour une boisson encore plus aérée et onctueuse.

PINK GUARANA LATTE

Détoxifiant, énergisant, aphrodisiaque, régulateur de cholestérol et booster du métabolisme, cette boisson est aussi jolie que saine pour démarrer la journée en beauté.

POUR 1 PERSONNE

30 ml de jus de betterave (ou un petit bout de betterave)

¼ à ½ c. à c. de gingembre en poudre (ou un peu de gingembre frais)

1 pincée d'extrait de vanille pure

1 c. à c. de poudre de guarana rase bio en poudre

250 ml ou 1 tasse de lait végétal non sucré (lait d'amande, par exemple)

1 c. à c. de miel ou de sirop d'érable bio

EN OPTION

¼ c. à c. de cannelle moulue

1 — Chauffez le lait dans une casserole à feu moyen jusqu'à ce qu'il commence à mijoter, puis retirez-le du feu.

2 — Placez la betterave pelée dans un mélangeur avec le gingembre, l'extrait de vanille, la poudre de guarana, le sirop d'érable, la cannelle éventuelle et la moitié du lait chauffé. Filtrez éventuellement avant de verser dans une tasse pour enlever tous les petits morceaux restants (si vous avez utilisé un morceau de betterave ou de gingembre frais).

3 — Utilisez un mousseur à lait pour le reste du lait ou utilisez le mélangeur jusqu'à ce qu'il devienne mousseux. Versez délicatement le lait mousseux dans la tasse sur le mélange à la betterave, en remuant délicatement avec une cuillère.

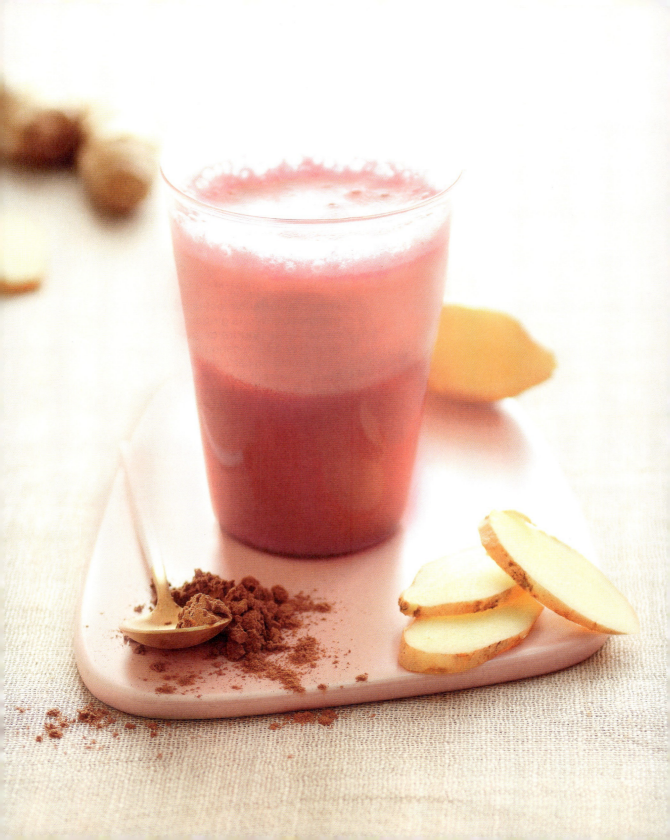

STRONG CACAO & CINNAMON LATTE

L'alternative healthy au chocolat chaud classique ! Le cacao aide à faire le plein de polyphénols pour lutter contre le vieillissement prématuré et réguler les hormones. Quant à la cannelle, c'est un super coupe-faim et un régulateur de la glycémie.

POUR 1 PERSONNE

1 tasse de lait de chanvre (ou de lait d'amande ou de lait de coco)

2 c. à c. de purée d'amande (ou de cajou nature)

2 c. à c. bombées de cacao cru

½ c. à c. de cannelle

1 pincée de gingembre en poudre (ou un petit bout frais)

1 c. à c. de miel bio (ou de sirop d'érable, ou de sucre de fleur de coco)

1 — Chauffez délicatement le lait, jusqu'à atteindre une température maximale de 70 °C.

2 — Mettez tous les ingrédients dans un blender et mixez pendant près d'une minute, jusqu'à obtenir une consistance crémeuse.

3 — Saupoudrez un peu de cacao cru sur le dessus.

> **GLOW MANTRA**
>
> *La beauté est le rayonnement de ton âme.*
> — Asad Meah

PERFECT PH CHAI LAIT AU GINGEMBRE

Une boisson réconfortante, alcalinisante et anti-inflammatoire qui donnera un bon coup de boost à votre métabolisme, à votre humeur et à votre intellect !

POUR 1 PERSONNE

1 tasse de lait d'amande (environ 250 ml)

½ c. à c. de gingembre en poudre bio (ou 2 cm de gingembre finement râpé)

1 à 2 c. à c. de sucre de fleur de coco ou miel bio

1 c. à c. de vrac ou 1 sachet de tisane ou de thé vert mélange Chai (ou de tisane à la cannelle)

EN OPTION

1 pincée de curcuma et poivre

1 — Placez tous les ingrédients, sauf le thé, dans une casserole et remuez.

2 — Chauffez lentement, sans faire bouillir.

3 — Retirez le mélange du feu, versez-le dans une tasse, ajoutez le thé et laissez infuser quelques minutes.

4 — Si vous avez choisi du gingembre frais et que vous préférez une texture lisse, utilisez une petite passoire pour ôter les morceaux.

GOOD NIGHT DARLING MOON MILK

Plus sexy que la tisane de grand-mère, cette boisson remplacera le grignotage du soir, sur le canapé ! Partagez ce moon milk avec votre chéri ou votre chérie pour un moment de détente à deux… Envoûtante par son parfum délicat, réchauffante, apaisante et réconfortante à la fois, cette recette est idéale pour préparer votre Beauty Sleep et équilibrer votre système hormonal.

POUR 1 PERSONNE

1 tasse de lait végétal

1 à 2 c. à c. d'hydrolat de lavande ou de fleur d'oranger

1 pincée de poudre de vanille

1 c. à c. de miel bio ou sucre de fleur de coco

EN OPTION

½ à 1 c. à c. d'huile de coco

1 — Faites chauffer le lait végétal, sans dépasser les 70 °C, et ajoutez l'huile de coco.

2 — Versez le mélange dans une tasse et ajoutez les autres ingrédients en remuant bien.

> **GLOW TIP**
>
> **Ne tardez pas pour boire votre préparation, pour mieux profiter de ses bons nutriments. Sinon, vous pouvez la conserver vingt-quatre heures au maximum au réfrigérateur en remplissant un bocal jusqu'à ras bord et en fermant bien pour éviter l'oxydation.**

/ Les jus et les smoothies

Voici des recettes idéales pour accompagner un petit déjeuner sain et délicieux, mais vous pouvez aussi les savourer à d'autres moments de la journée, dans l'après-midi, le soir avant d'aller dormir… N'hésitez pas à les agrémenter avec des adaptogènes ou des *superfoods*.

JUS VERT DEEP CLEANSE

J'adore commencer ma journée avec ce jus nettoyant, alcalinisant, anti-inflammatoire et équilibrant. Et aussi le déguster en milieu d'après-midi pour un petit boost énergisant.

1 grosse pomme

Selon la saison, 2 tiges de chou kale, de céleri, ou bien 1 grosse poignée d'épinards frais

2 à 3 cm de gingembre frais

Quelques gouttes de citron

EN OPTION

1 poignée de persil (avec les tiges)

1 — Rincez les aliments et épluchez la pomme si elle n'est pas bio.

2 — Passez le tout dans l'extracteur de jus ou dans la centrifugeuse. Pour un jus plus lisse et selon votre équipement matériel : vous pouvez utiliser une petite passoire en versant le jus dans votre verre pour enlever toutes les fibres.

FOREVER YOUNG CHAGA BLEND

Le chaga est le champion des antioxydants et l'aliment anti-âge par excellence. En association à la caroube et au gingembre, vous aurez une synergie de superfoods qui vous revitaliseront aussitôt.

POUR 1 PERSONNE

1 c. à c. bombée de poudre de chaga bio

1 c. à c. bombée de caroube en poudre (ou de cacao cru)

1 banane bien mûre

¼ à ½ avocat bien mûr

1 petite poignée de jeunes pousses d'épinards

1 à 2 cm de gingembre frais finement râpé

200 à 400 ml de lait végétal selon la consistance souhaitée

EN OPTION

1 c. à s. de sirop d'érable ou 1 datte medjool pour adoucir

1 — Ajoutez tous les ingrédients dans un blender et mixez jusqu'à obtenir un smoothie lisse.

GLOW MANTRA

La beauté commence au moment où vous décidez d'être vous-même.

Coco Chanel

STRONG BODY SPIRULINA SMOOTHIE

Une autre alternative healthy pour remplacer le café du matin, et aussi après le sport pour une meilleure récupération. La spiruline est un de mes superfoods *préférés : énergie, force, détox et beauté – all together. Pensez aussi à la chlorelle et à la klamath dans la même famille des super-algues, toutes aux vertus légèrement différentes.*

POUR 1 PERSONNE

½ mangue

1 banane épluchée et congelée (cela donne une consistance plus crémeuse)

1 petite poignée de feuilles d'épinards frais ou un peu de concombre en été

½ à 1 c. à c. de poudre de spiruline

250 ml de lait de coco (ou d'un autre lait végétal)

EN OPTION

graines de chanvre, noix, granola ou jolis pépins de grenade en hiver, pour un super boost d'antioxydants

1 — Épluchez les aliments et coupez-les en petits morceaux. Rincez les feuilles d'épinards.

2 — Placez le tout dans un blender et mixez jusqu'à obtenir un smoothie lisse.

BLUEBERRY DREAM DIGESTION SMOOTHIE

Mieux digérer et calmer l'inflammation, c'est la recette gagnante pour soigner votre peau depuis l'intérieur et booster votre bien-être global.

POUR 1 PERSONNE

1 pomme

1 grosse poignée de myrtilles

25 g de fenouil (partie blanche)

1 à 2 cm de gingembre frais râpé

2 c. à s. de graines de chia

200 ml de lait d'amande

1 — Mélangez le tout dans un blender jusqu'à obtenir un smoothie lisse. N'hésitez pas à ajouter plus de liquide, selon la texture souhaitée.

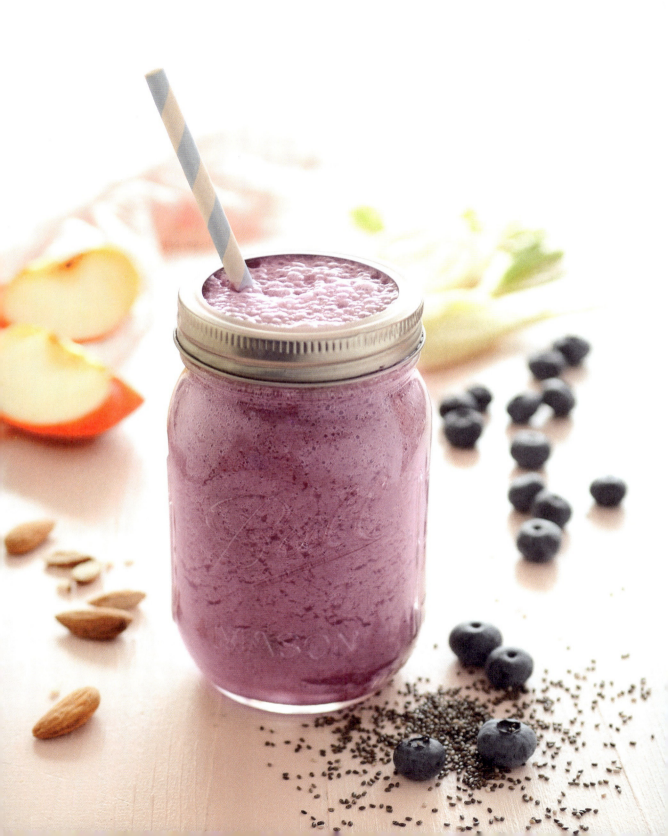

JUS TEINT NICKEL

En hiver, pour un teint plus net, lisse, repulpé, uniforme et glowy, c'est le bon jus à faire en cure. Tonifiant, reminéralisant, anti-inflammatoire, digestif : c'est de la bombe !

POUR 1 PERSONNE

2 grosses tranches d'ananas

1 bonne poignée d'herbes fraîches (persil, menthe ou coriandre)

1 à 3 cm de curcuma frais

Jus de ½ citron

1 — Rincez et épluchez les aliments.

2 — Passez-les dans l'extracteur de jus ou dans la centrifugeuse. Pour un jus plus lisse et selon votre équipement matériel, vous pouvez utiliser une petite passoire en versant le jus dans votre verre pour enlever toutes les fibres.

JUS SUNKISSED GLOW

Voilà le jus idéal pour préparer votre peau à mieux résister aux rayons du soleil et renforcer votre système immunitaire.

POUR 1 PERSONNE

5 carottes

1 branche de céleri

Jus de 1 citron vert

1 — Rincez et épluchez les aliments.

2 — Passez-les dans l'extracteur de jus ou dans la centrifugeuse. Pour un jus plus lisse et selon votre équipement matériel, vous pouvez utiliser une petite passoire en versant le jus dans votre verre pour enlever toutes les fibres.

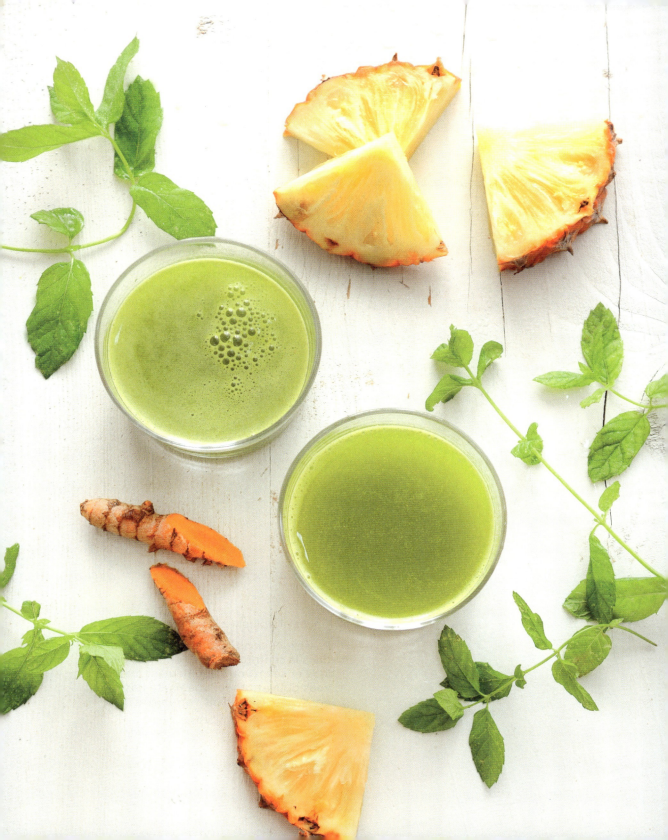

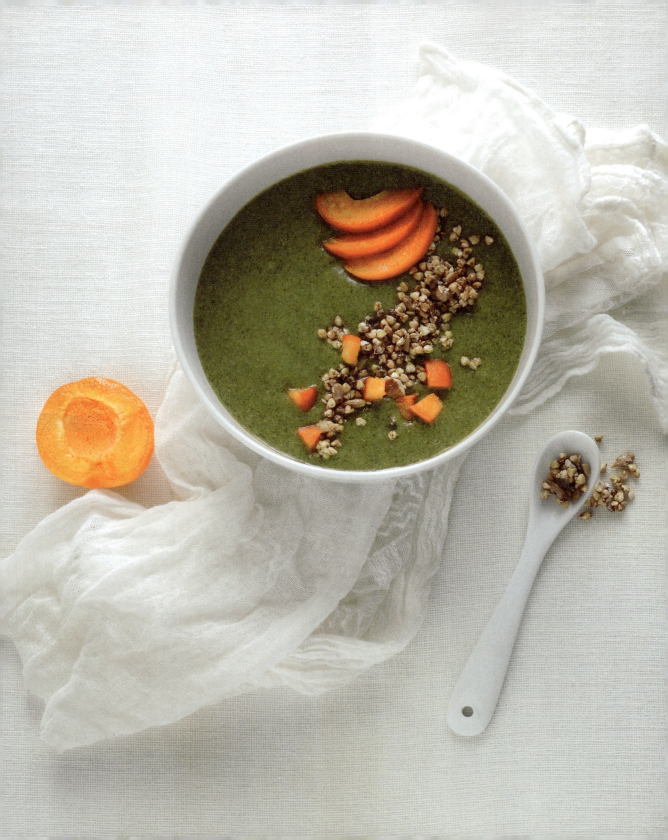

/ Les happy mornings

Voici un concentré d'idées gourmandes pour votre petit déjeuner. Dès le début de la journée, faites le plein de nutriments pour démarrer du bon pied, plein d'énergie.

GREEN MORINGA CHIA BOWL

Grâce à ce bol plein d'actifs détoxifiants pour prolonger le processus de purification après la nuit, avec un parfait mélange d'acides aminés, d'acides gras, de vitamines et de minéraux, vous passerez une matinée en pleine forme sans fringale. Le moringa est l'aliment star ce matin : c'est une plante médicinale très riche en antioxydants et en chlorophylle avec des vertus nettoyantes et énergisantes. Dans ce bol, il se présentera en version poudre, mais vous pouvez également en consommer en infusion avec les feuilles séchées.

1 banane

1 c. à c. d'huile de coco vierge

2 c. à s. de graines de chia

1 c. à c. de moringa bio en poudre

200 ml de lait végétal sans sucres ajoutés

1 à 2 c. à c. de miel ou de sirop d'érable bio

1 petite c. à c. de matcha bio en poudre (pour un extra green boost tonifiant qui remplacera votre café)

GARNITURE AU CHOIX

granola et/ou noix et/ou fruits frais

1 — Mixez tous les ingrédients dans un blender.

2 — Laissez reposer environ 10 minutes, le temps que les graines de chia gonflent un peu.

3 — Versez le tout dans un bol et ajoutez une poignée de granola sans gluten (je préfère le cru !), quelques noix et/ou des morceaux de fruits frais.

SOOTHING GOLDEN PORRIDGE AU MILLET

Un bon démarrage tout en douceur... J'ai grandi avec des porridges chauds et réconfortants en Suède. Aujourd'hui, je les décline à l'infini avec des céréales et des superfoods variés, pour alterner avec le classique à base de flocons d'avoine. Doux pour le ventre et équilibrant pour le corps et la tête, c'est le plat pour une matinée golden.

POUR 1 PERSONNE

50 à 60 g de flocons de millet (ou d'une autre céréale sans gluten)

½ pomme sucrée

250 ml de lait végétal sans sucres ajoutés

¼ c. à c. de poudre de curcuma bio

1 pincée de poivre noir

1 c. à s. de purée d'amande blanche

EN OPTION

1 c. à s. de sirop d'érable ou d'agave bio

GARNITURE AU CHOIX

baies fraîches, amandes nature, graines...

1 — Coupez la pomme en petits dés.

2 — Mélangez tous les ingrédients, sauf la purée d'amande, dans une casserole et chauffez pendant 5 minutes à feu doux-moyen.

3 — Ajoutez la purée d'amande en filet, puis votre topping healthy préféré.

ULTIMATE GLOW PANCAKES DORÉS AU SAFRAN

Ma mère me faisait toujours des pancakes à la carotte quand j'étais petite. Aujourd'hui, je fais pareil avec mon fils, mais je suis passée au level extra glow avec des ingrédients bien ciblés ! Ajoutez par exemple la poudre antioxydante de baobab dans la sauce choco. Votre corps, vos yeux et votre âme vont adorer : ce sera un vrai festin pour commencer votre journée.

POUR ENVIRON 7 OU 8 PANCAKES

125 g de farine de riz semi-complète

2 œufs bio*

1/2 carotte (ou environ 50 g de carottes finement râpées)

300 ml de lait végétal

0,25 g de safran

EN OPTION

1 c. à s. de sucre de canne complet bio

1 pincée de sel non raffiné (sel de mer ou de l'Himalaya)

Huile de coco vierge pour la cuisson

1 — Mélangez tous les ingrédients dans un bol et laissez reposer 15-30 minutes. Passez dans un blender pour une pâte plus lisse.

2 — Faites cuire les pancakes dans un peu d'huile de coco vierge.

3 — Pour la garniture aux noix : hachez les noix grossièrement et chauffez doucement dans un peu d'huile de coco avec la cannelle. Quelques minutes suffisent : c'est prêt quand les noix sont un peu dorées et quand l'odeur de noix grillées se diffuse dans la maison…

Pour la sauce choco : mettez les ingrédients dans un blender (commencez avec 40 ml de lait végétal) et mixez jusqu'à obtenir une crème lisse. Ajustez éventuellement la consistance avec un peu plus de lait.

GARNITURE 1

Noix rôties à la cannelle

1 poignée de noix de macadamia (ou d'autres oléagineux) par personne

1/2 à 1 c. à c. de cannelle en poudre et huile de coco

SAUCE CHOCO

1 banane bien mûre

1/4 avocat bien mûr

2 c. à c. de cacao pur en poudre

2 c. à s. de sirop d'érable bio

1 c. à c. de poudre de baobab

50 à 60 ml de lait végétal

EN OPTION

Fruits rouges, rondelles de bananes, baies de goji ou mûres sèches

*ou 2 c. à s. de graines de chia pour une version végane, mélangée à 6 à 8 c. à s. d'eau, en les ayant laissé gonfler pendant 10 minutes.

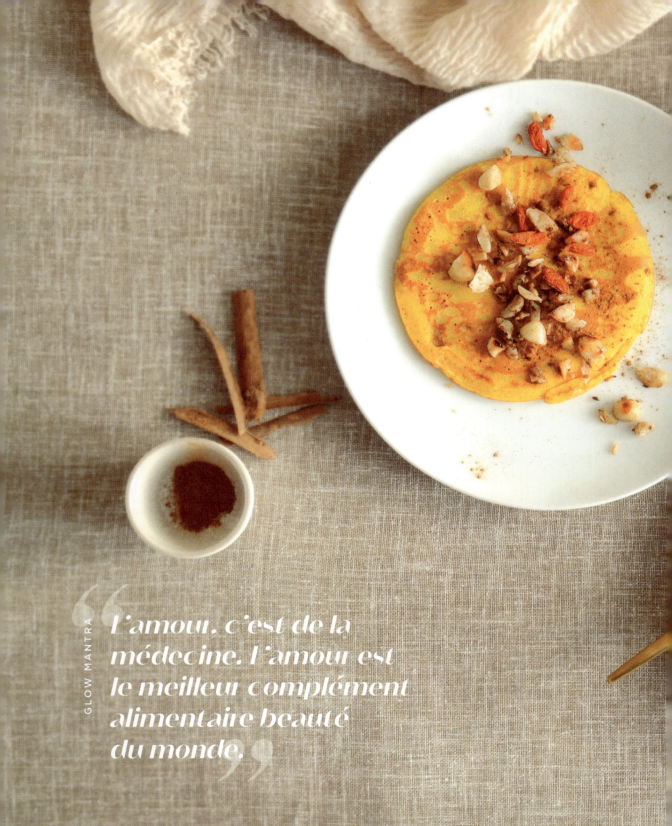

> *L'amour, c'est de la médecine. L'amour est le meilleur complément alimentaire beauté du monde.*

GLOW MANTRA

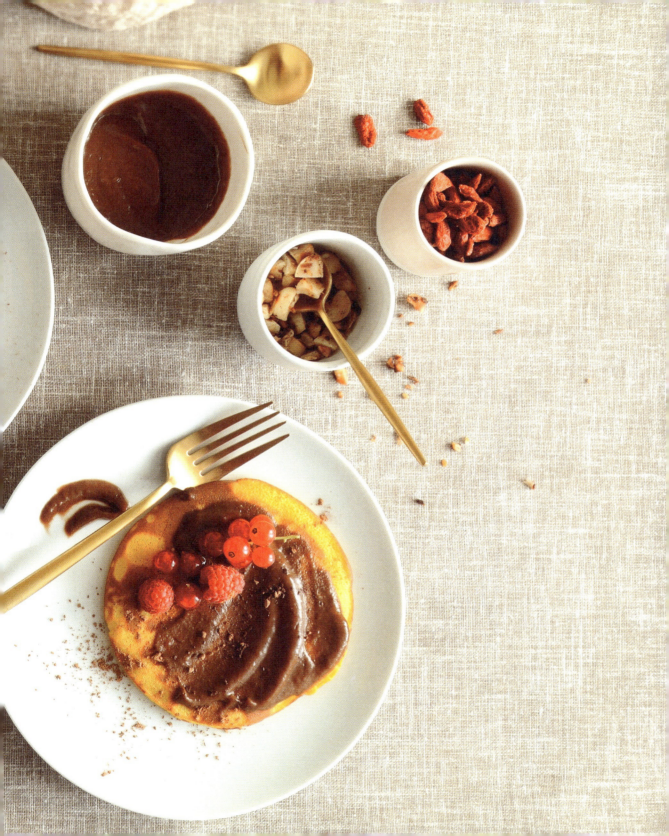

NORDIC MORNING

Privilégions parfois le petit déjeuner non sucré ! Le nordic morning, c'est le masque peau pulpeuse version interne. Un vrai petit déjeuner salé comme dans les pays nordiques favorise la satiété et une glycémie stable pendant des heures. Moi, je booste la version classique pour optimiser mon éclat !

POUR 1 PERSONNE

1 à 2 tranches d'un pain frais noir (style nordique) ou d'un pain bio complet au levain

½ avocat bien mûr

1 tranche de saumon fumé bio

Quelques fines tranches de concombre et/ou de tomates cerises (été) ou des feuilles d'épinards (hiver)

Un peu de jus de citron

Sel

GARNITURE

herbes aromatiques fraîches (basilic, ciboulette, persil, aneth…) et graines germées (tournesol, brocoli, alfalfa…)

1 — Coupez les herbes aromatiques finement.

2 — Écrasez la chair de l'avocat, ou coupez-le en fines tranches. Étalez-le sur le pain.

3 — Ajoutez le saumon, les légumes que vous avez choisis, un peu de citron frais, du sel et votre garniture.

GLOW TIP

Pour un glow toast version végane, mettez une couche de houmous sur votre pain avant de dresser avec les autres ingrédients.

NUTRI-GLOW — 231

OVERNIGHT BIRCHER BEAUTY

Pour les plus pressés, mais qui ont envie d'un super petit déjeuner le matin, voici un repas complet et délicieux qui boostera votre production de collagène, votre système immunitaire, et favorisera votre équilibre hormonal et nerveux. Il se prépare en trois minutes le soir, et vous n'aurez rien à faire le matin, si ce n'est savourer. Lentement, s'il vous plaît…

POUR 1 PERSONNE

50 g de flocons d'avoine sans gluten

1 petite poignée de graines au choix (chanvre, courge, sésame, tournesol)

1 petite poignée d'oléagineux hachés (noix, amande, noix du Brésil)

¼ c. à c. de cannelle

¼ c. à c. de cardamome

1 c. à c. de poudre de camu-camu

100 g de yaourt végétal (ou 1 yaourt de brebis ou de chèvre bio)

½ banane bien mûre

1 c. à c. d'huile végétale bio pressée à froid (lin, caméline, argan, noisette)

Quelques mûres blanches séchées ou des baies de goji

EN OPTION

1 à 2 c. à c. de sirop d'érable bio

GARNITURE

fruits rouges (été), pomme ou poire (hiver)

1 — Écrasez la demi-banane et hachez les oléagineux.

2 — Mélangez les ingrédients dans un bol, couvrez et placez au réfrigérateur jusqu'au lendemain matin.

3 — Sortez-le du réfrigérateur 30 minutes avant dégustation ou réchauffez-le 2 minutes dans une casserole.

4 — Ajoutez votre garniture.

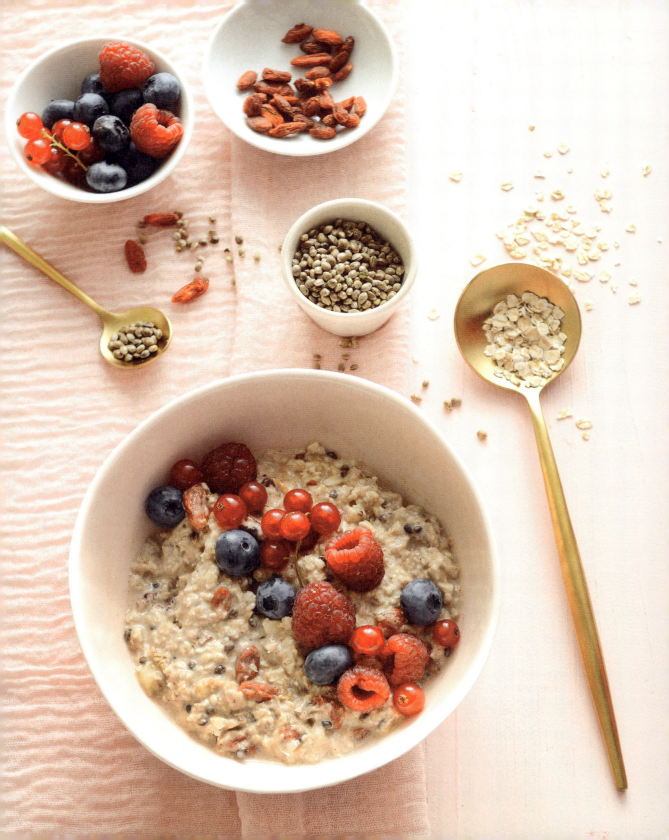

/ Les glow meals

Je vous propose ici quelques recettes pour des déjeuners ou des dîners équilibrés et savoureux. À choisir selon la saison, vos envies du moment et votre temps disponible. Surtout, n'oubliez pas l'option congélateur pour avoir toujours un bon plat à réchauffer chaque jour de la semaine.

INNER FLOW VEGGIE STEW (AUTOMNE/HIVER)

Je fais toujours des stews, excellent plat anti-gaspillage quand les légumes commencent à faner dans le frigo. C'est comme un ragoût, tout va dans la casserole et c'est délicieux, même un ou deux jours après. Prenez tous les légumes que vous avez, une légumineuse, vos épices préférées, de l'eau, et le tour est joué. Ce plat contient des épices naturellement stimulantes pour la bonne circulation et le métabolisme. Teint « post-yoga » garanti !

POUR 4 PERSONNES

1 gros oignon jaune

1 gros poivron rouge

2 carottes

2 ou 3 gousses d'ail

1 c. à c. de poudre de piment doux

1 c. à c. de coriandre en poudre

1 c. à c. de cumin moulu

1 boîte de pulpe de tomates (environ 400 g)

1 boîte de haricots noirs (environ 400 g)

1 c. à c. bombée de bouillon de légumes en poudre

1 poignée de coriandre hachée

3 c. à s. de vinaigre de cidre

2 avocats

1 citron vert

Un peu d'huile d'olive pour la cuisson

Sel et poivre

EN OPTION

1 petit morceau de piment rouge, épépiné et haché finement

1 — Épluchez l'oignon et hachez-le finement. Rincez les légumes et coupez-les en plus petits morceaux.

2 — Faites chauffer l'huile d'olive dans une grande casserole, ajoutez l'oignon (en réservant 1 c. à s. pour préparer le guacamole plus tard), poivrez et faites cuire, en remuant fréquemment, pendant 5 minutes.

3 — Incorporez l'ail et les épices, puis les légumes et les haricots, un grand verre d'eau et le bouillon en poudre. Laissez mijoter à couvert pendant au moins 20 minutes. Ajoutez éventuellement plus d'eau si la consistance est trop compacte.

4 — Pendant ce temps, préparez le guacamole : épluchez et décortiquez les avocats. Versez-les dans un bol, ajoutez le reste d'oignon, du sel de mer et du poivre, la coriandre fraîche hachée et le jus de citron vert avec un peu de piment (si vous en utilisez). Écrasez bien le tout.

5 — Répartissez le stew dans des bols, garnissez de guacamole et servez, éventuellement avec du riz ou un peu de pain frais sans gluten.

> **GLOW TIP**
>
> **ENVIE DE PLUS DE LÉGÈRETÉ ? POUR UNE VERSION SOUPE, AJOUTEZ SIMPLEMENT DAVANTAGE D'EAU DANS LE STEW, ET MIXEZ LE TOUT DANS UN BLENDER.**

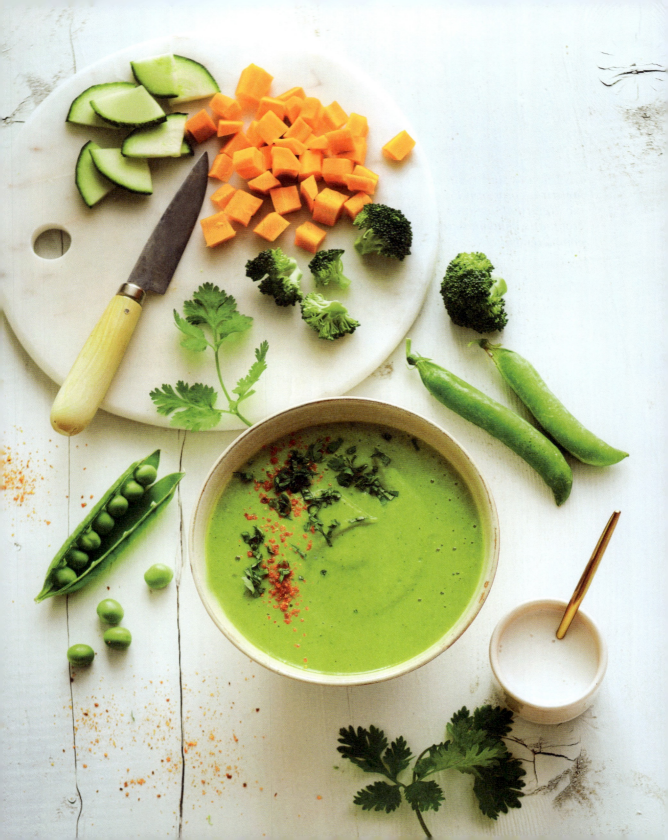

VELOUTÉ SWEET 'N' GREEN MI-CRU (ÉTÉ/AUTOMNE)

Les veloutés sont si simples à préparer et représentent un excellent repas pour nourrir le corps sans l'alourdir. Idéal pour le soir lorsque le corps n'est plus à son pic digestif et demande du léger pour ne pas stocker ! En laissant les légumes croquants, vous préservez les nutriments. Vous pouvez même faire un velouté complètement cru : en été, c'est particulièrement adapté.

POUR 2 PERSONNES

1 petit oignon jaune

1 courgette de taille moyenne

250 g de fleurettes de brocoli

150 g de pois verts congelés

2 carottes de taille moyenne

2 c. à s. d'huile de coco

2 gousses d'ail

1 c. à c. bombée de bouillon de légumes

500 ml de lait de coco (ou d'eau, selon la texture souhaitée)

Poivre noir

EN OPTION

1 pincée de sel de mer, un peu de coriandre fraîche, un peu de piment

1 — Chauffez l'huile dans une casserole de taille moyenne et faites chauffer l'oignon environ 3 minutes.

2 — Ajoutez les légumes, l'ail, le sel et le poivre. Remuez, puis couvrez pour cuire à la vapeur encore pendant 5 à 8 minutes jusqu'à ce que les légumes soient un peu plus tendres sans être complètement cuits.

3 — Laissez les légumes refroidir, puis mixez-les dans un blender jusqu'à obtenir un velouté lisse.

4 — Versez dans des bols et ajoutez éventuellement un peu de coriandre fraîche et des piments en flocons.

TARTINES DE PATATE DOUCE ET SA CRÈME SO OMÉGA

Oublions les tartines classiques ! La patate douce est tellement plus nourrissante et digeste. Avec une garniture ultra glow pour repulper la peau depuis l'intérieur, et équilibrer l'état émotionnel, ce plat est parmi mes préférés toute l'année (simplement, j'alterne avec des légumes de saison).

POUR 2 PERSONNES

1 grosse patate douce bio

1 boîte à sardines bio

Zeste et jus de ½ citron

2 c. à s. de yaourt de chèvre bio ou de yaourt végétal nature (soja, amande)

3 ou 4 champignons shiitake

1 fleurette de brocoli

1 poignée de persil frais

¼ d'échalote

2 radis roses

Quelques pointes d'asperges vertes fraîches

1 petite gousse d'ail

Sel et poivre

Un peu d'huile d'olive ou de coco pour la cuisson

Un peu d'huile de lin ou de caméline pour la crème (pour un boost d'oméga-3)

1 — Épluchez la patate douce si elle n'est pas bio. Coupez-en des tranches de 1 à 1,5 cm d'épaisseur et faites-les cuire au four pendant environ 15 à 20 minutes, selon la taille de vos tranches, sur un peu d'huile. Ajoutez de petits morceaux d'ail sur les tranches environ 5 minutes avant la fin de la cuisson.

2 — Préparez la crème qui servira à la garniture. Préparez les sardines (ôtez éventuellement la peau et les arêtes). Rincez et coupez le persil et l'échalote finement. Ensuite, ajoutez les sardines, le yaourt, le jus du citron, les épices, le persil, l'échalote et l'huile dans un petit blender et mixez jusqu'à obtenir une crème plus lisse (ou écrasez le tout à la fourchette).

3 — Coupez les champignons en fines tranches, coupez les pointes des asperges et chauffez-les quelques minutes.

4 — Coupez les radis en fines rondelles. Hachez le brocoli finement.

5 — Étalez la crème sur les tartines de patate douce, puis déposez le reste de la garniture.

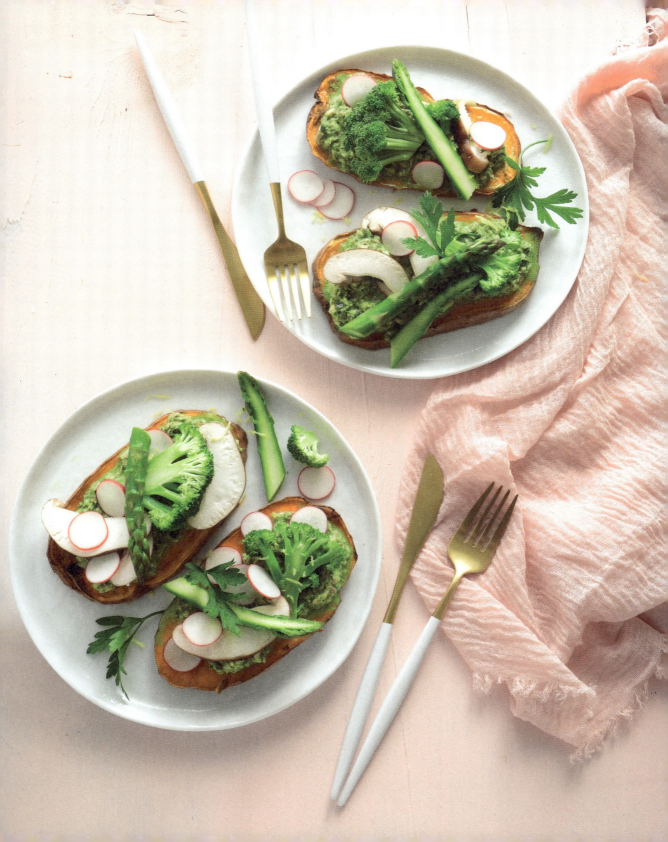

RED 'N' BLACK HUMMUS PLATE AVEC RIZ SAUVAGE ET LÉGUMES DE SAISON

Les repas colorés et ludiques font plaisir à tout le monde ! Votre hummus plate sera délicieuse et riche en protéines végétales, en minéraux et en vitamines. L'idée est de partager et de piocher parmi un généreux choix d'aliments et de préparations saines…

100 g de riz sauvage

250 à 300 g de légumes de saison par personne : potiron, panais, carotte, chou, poireau (hiver), ou courgette, brocoli, betterave, aubergine, radis (été)

Une grosse poignée d'herbes aromatiques fraîches de saison (ou à défaut surgelées) : persil, menthe, romarin

120 g de haricots noirs

1 poivron rôti

1,5 c. à c. de cumin

1,5 c. à c. de paprika doux

1 gousse d'ail

Sel de mer et poivre

Un peu d'huile d'olive pour la cuisson

EN OPTION

olives marinées, bâtonnets de carottes, oignon rouge, rondelles de concombre, poivrons rôtis en accompagnement pour un plateau bien garni à l'orientale.

LE RED HOUMOUS

100 g de pois chiches précuits

1 poivron rôti

3 c. à s. de jus de citron

2 c. à s. de tahin (crème de sésame)

1 c. à c. de miel

50 ml d'eau pure

Sel et poivre

½ c. à c. de cumin

½ c. à c. de paprika doux

- 1 pincée de piment d'Espelette

LE BLACK HOUMOUS

125 g de haricots noirs précuits

75 g de pois chiches

3 c. à s. de jus de citron

1 c. à s. de tahin (crème de sésame)

1 gousse d'ail

50 ml d'eau pure

Sel et poivre

½ c. à c. de cumin

½ c. à c. de paprika doux

½ c. à c. de muscade

LE SWEET HOUMOUS

125 g de pois chiches précuits

1 c. à s. de vinaigre de cidre

2 c. à s. de tahin (crème de sésame)

1 à 2 c. à c. de sirop d'agave

50 ml d'eau pure

Sel et poivre

½ c. à c. cumin

½ c. à c. paprika doux

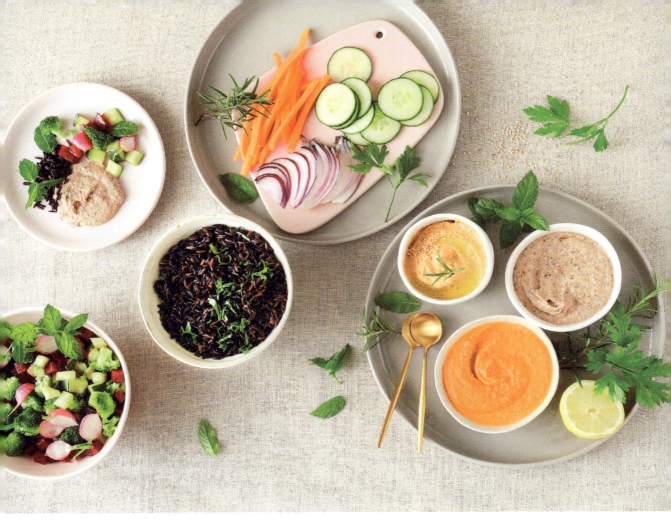

1 — Préparez le riz selon les instructions notées sur l'emballage.

2 — Rincez et épluchez les légumes. Coupez-les en petits dés. Cuisez-les dans une poêle avec un peu d'huile d'olive, du cumin, du paprika doux, de l'ail, du sel et du poivre. Laissez-les légèrement croquants.

3 — Rincez et coupez les herbes aromatiques et l'oignon finement.

4 — Préparez le houmous. Pour cela, ajoutez tous les ingrédients dans un petit blender et mixez jusqu'à obtenir une crème lisse.

5 — Dressez l'assiette joliment avec le houmous comme base. Disposez les légumes et le riz dans de petites assiettes et bols et laissez chacun composer son assiette. Terminez avec le reste des herbes aromatiques en garniture.

RAINBOW NORI WRAPS

GLOW TIP — Le temps est serré ? Vous pouvez aussi servir avec une sauce toute simple, en mélangeant un peu de tamaris allégé en sel avec de l'huile de sésame nature et des graines de sésame. Une version plus saine de votre sauce soja classique.

Pour une belle peau lisse et des cheveux extra shiny, il faut faire le stock de minéraux marins. Alliées d'une peau nette, les algues figurent au top de mes aliments vitalité et beauté ! Pour les végétariens ou véganes et les personnes dévitalisées ou fatiguées chroniques… on fonce sur ces super-aliments.

POUR 2 OU 3 PERSONNES

6 feuilles de nori bio

1 grosse carotte

1 avocat

½ concombre

Un peu de chou rouge

4 poignées de jeunes pousses d'épinards ou roquette

POUR LA SAUCE AMANDE

3 c. à s. de coriandre finement hachée

5 c. à s. de crème d'amande nature (sans sucres ajoutés)

2 c. à s. de tamaris

2 c. à s. de citron vert

1 c. à s. de vinaigre de cidre

2 dattes medjool

1 petite gousse d'ail

1 c. à s. de gingembre finement râpé

De l'eau selon la texture souhaitée

1 — Préparez la sauce à l'amande dans un petit blender.

2 — Rincez et coupez les légumes en fines lamelles.

3 — Placez les feuilles de nori sur une planche à découper, en dirigeant le côté brillant vers le bas. Étalez par couches les ingrédients, en commençant éventuellement par une fine couche de sauce et en poursuivant par les légumes en couches assez épaisses.

4 — Enroulez la feuille autour des légumes avec une main ferme, puis fermez la feuille en humidifiant l'intérieur du bord extérieur de la feuille qui se collera ainsi facilement au rouleau. Dégustez le rouleau tel quel ou coupez-le en deux au milieu. Trempez dans la délicieuse sauce…

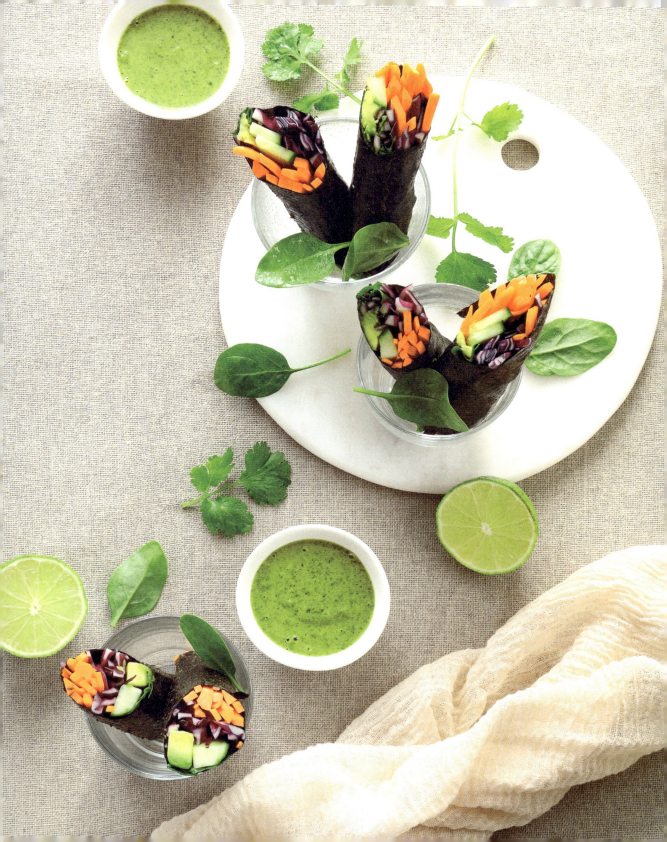

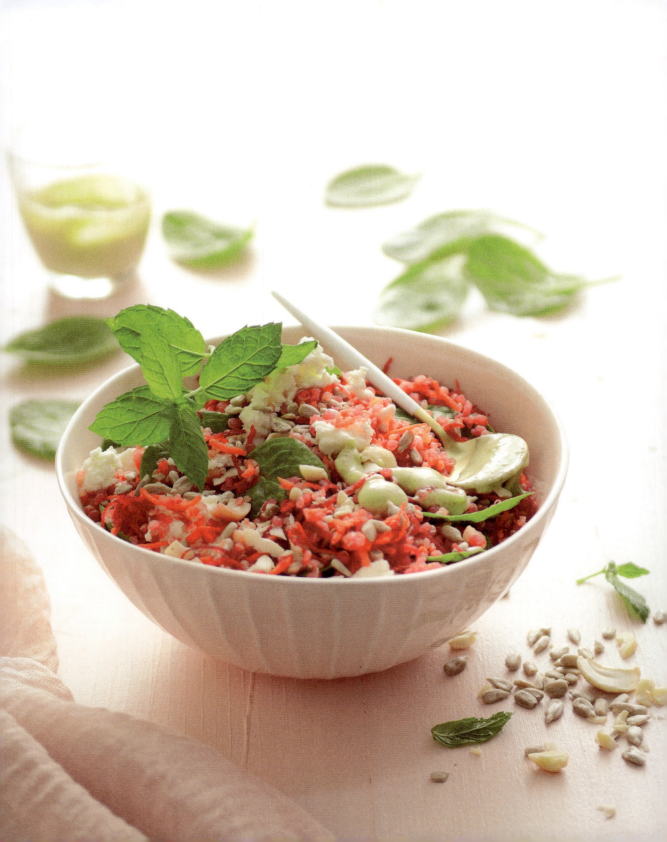

/ Les beauty salads

L'option salade est toujours une solution très intéressante pour un repas healthy ! Je vous livre quelques idées pour vous inspirer. Testez les mélanges de saveurs, soyez créatif !

SALADE PROTÉINÉE AU QUINOA, À LA BETTERAVE ET AU CHÈVRE FRAIS

Cette salade est parfaite pour un déjeuner qui vous donnera le plein de carburant pour l'après-midi sans alourdir votre estomac ! Elle est dense en micronutriments et particulièrement riche en acides aminés : c'est une recette idéale pour de beaux cheveux brillants, des ongles résistants et une peau ferme et lisse.

POUR 2 PERSONNES

120 g de quinoa

1 petite betterave

1 poignée de noix de cajou nature hachées

1 poignée de graines de tournesol

1 carotte bio

Quelques poignées de jeunes pousses d'épinard frais

Un peu de chèvre frais bio en garniture

1 — Faites cuire le quinoa selon les instructions notées sur l'emballage.

2 — Épluchez la betterave et rincez la carotte. Râpez les deux finement.

3 — Préparez la vinaigrette en mélangeant tous les ingrédients dans un petit blender jusqu'à obtenir une vinaigrette lisse.

4 — Une fois le quinoa cuit, mélangez tous les ingrédients pour faire une grande salade. Ajoutez la vinaigrette. À déguster tiède ou refroidie.

LA VINAIGRETTE CLEAN BEAUTY

2 c. à s. de cidre de pomme

2 c. à s. de citron

4 c. à s. d'huile d'olive

Quelques feuilles de menthe fraîche

1 à 2 c. à c. de miel bio

½ c. à c. de moutarde de Dijon

Sel et poivre

SALADE SHINE YOUR LIGHT AU BROCOLI RÔTI ET AUX LENTILLES BELUGA (HIVER/PRINTEMPS)

Privilégions parfois le petit déjeuner non sucré ! Le nordic morning, c'est le masque peau pulpeuse version interne. Un vrai petit déjeuner salé comme dans les pays nordiques favorise la satiété et une glycémie stable pendant des heures. Moi, je booste la version classique pour optimiser mon éclat !

POUR 2 OU 3 PERSONNES

½ petite tête de brocoli

100 g de chou rouge

80 g de lentilles beluga

½ pomme

Quelques poignées de roquette (ou d'autres feuilles vert foncé type épinard ou mâche)

1 poignée de noix hachées

EN OPTION

un peu de fromage végétal ou de chèvre bio

1 — Préchauffez le four à 180 °C.

2 — Préparez les lentilles selon les instructions indiquées sur l'emballage.

3 — Rincez les fruits et les légumes. Coupez la pomme en petits dés et le chou en lamelles fines.

4 — Mettez le brocoli coupé en petits morceaux dans un plat avec un peu d'huile d'olive et du gros sel. Passez-le au gril du four pendant 5 à 15 minutes en fonction de la taille des morceaux.

5 — Préparez la vinaigrette en ajoutant tous les ingrédients dans un petit blender et mixez jusqu'à obtenir une vinaigrette lisse.

6 — Composez une belle salade avec tous les ingrédients et versez la vinaigrette dessus. Hachez les noix de cajou et ajoutez-les en garniture.

7 — Servez éventuellement avec un peu de pain frais sans gluten ou un pain complet au levain bio.

LA VINAIGRETTE SHINE YOUR LIGHT

Jus de 1 orange ou de 1 citron

1 c. à s. de vinaigre de pomme bio

½ échalote

4 c. à s. d'huile de noix

Un peu de persil frais

Sel et poivre

DEEP GREEN HEALING BOWL AU TOFU FERMENTÉ

C'est mon nordic buddha bowl qui marie la simplicité d'une belle salade composée et le délicieux ceviche au saumon – le poisson de mon enfance… Très riche en oméga-3, c'est le must pour une belle peau et un mental plus zen.

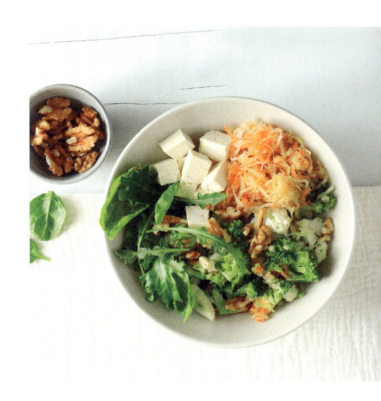

POUR 2 PERSONNES

6 grosses fleurettes de brocoli

4 grosses fleurettes de chou-fleur

Un mélange de feuilles vertes (par exemple laitue, roquette et jeunes pousses)

2 grosses c. à s. de légumes lactofermentés

100 g de tofu fermenté ou de tempeh

2 poignées de cerneaux de noix

Un peu d'ail frais finement haché

Un peu de gingembre frais finement râpé

¼ c. à c. de poudre de paprika doux

¼ c. à c. de clou de girofle

¼ c. à c. de poudre de coriandre

Sel d'Himalaya

1 bonne c. à s. de ghee (beurre clarifié) pour la cuisson

EN OPTION

un peu d'huile d'olive ou d'une autre huile vierge et pressée à froid

1 — Hachez le brocoli et le chou-fleur en petits morceaux. Chauffez-les dans une poêle avec du ghee durant 5 à 10 minutes pour les laisser croquants. Ajoutez les épices quelques minutes avant d'enlever les légumes du feu.

2 — Dressez le tout dans un bol, ajoutez éventuellement un peu d'huile.

SWEDISH CEVICHE BEAUTY BOWL

C'est mon nordic buddha bowl qui marie la simplicité d'une belle salade composée et le délicieux ceviche au saumon – le poisson de mon enfance… Très riche en oméga-3, c'est le must pour une belle peau et un mental plus zen.

POUR 2 PERSONNES

LE CEVICHE

2 filets de saumon (environ 100 g par personne) idéalement sauvage, sinon bio

1 c. à c. de moutarde bio

1 poignée d'herbes aromatiques (ciboulette et/ou persil)

1 citron bio

4 c. à s. d'huile d'olive

LE RESTE DU BOWL

1 petite patate douce

4 grosses poignées de feuilles vertes (mâche, roquette, pousses d'épinard)

1 petite carotte

60 g de pois chiches précuits

2 poignées de graines germées d'alfalfa (ou autre graine germée)

1 petit avocat

1 poignée de chou rouge par personne

1 — Coupez le saumon en petits dés et placez-le dans un bol. Mélangez-le bien avec le zeste et le jus de citron, la moutarde, l'huile d'olive et les herbes fraîches.

2 — Placez le bol au réfrigérateur pendant 40 à 60 minutes en le recouvrant d'un film alimentaire.

3 — Épluchez la patate douce et coupez-la en rondelles. Faites-la cuire à la vapeur ou au four.

4 — Rincez la carotte et râpez-la finement.

5 — Émiettez la feuille de nori.

6 — Ajoutez tous les ingrédients de la sauce dans un petit blender et mixez jusqu'à obtenir une crème lisse.

7 — Dressez l'assiette avec la salade comme base et déposez les autres aliments. Versez la sauce au chaga par-dessus l'ensemble.

LA SAUCE LET'S STAY YOUNG AU CHAGA

1 yaourt végétal nature

1 c. à s. de tamaris allégé en sel

1 grosse c. à s. de tahin

1 c. à c. bombée de poudre de chaga

Une pointe de miel

Un peu de poivre

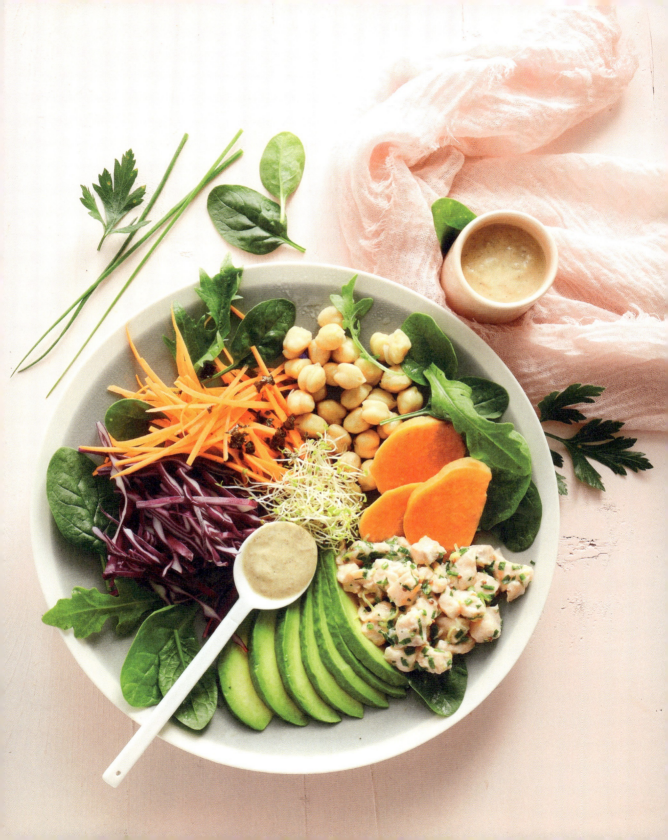

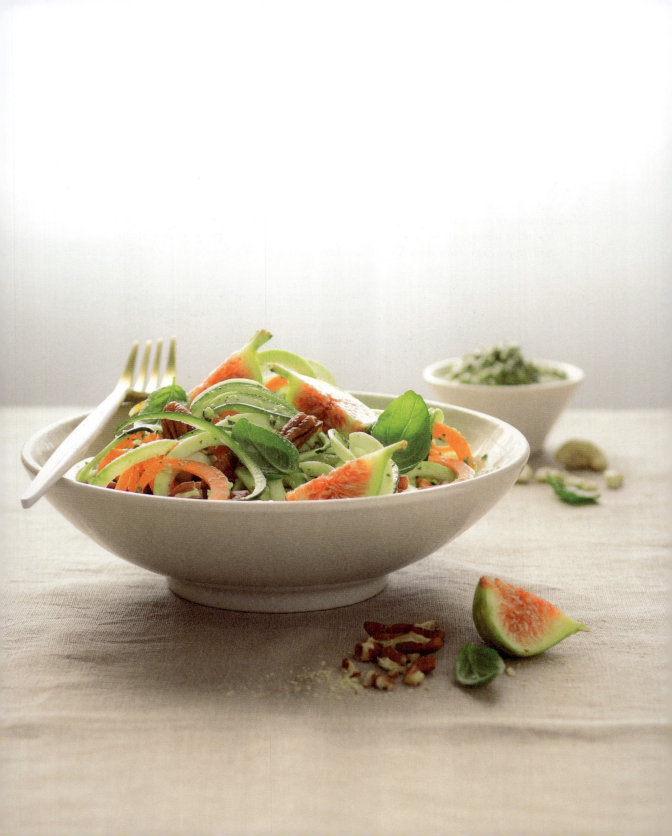

COURGETTI BICOLORE AVEC PESTO AUX NOIX DE CAJOU ET À LA FIGUE (ÉTÉ)

Ce n'est pas une vraie salade, mais presque… Oublions un peu les pâtes qui alourdissent et rendent la peau terne ! Quand les beaux jours arrivent, optez pour les pâtes ultra fraîches aux légumes. C'est amusant à préparer et le résultat est top. Happy digestion and happy summer skin !

POUR 2 PERSONNES

1 grosse courgette

1 carotte

4 figues fraîches bien mûres

2 poignées de noix de pécan (ou pistaches)

Sel et poivre selon votre goût

LE PESTO AUX NOIX DE CAJOU

1 botte de basilic frais

100 g de noix de cajou nature

1 grosse gousse d'ail

1 c. à s. de levure de bière

4 c. à s. d'huile d'olive

2 c. à s. de vinaigre de pomme

1 pincée de sel

Poivre

1 — Rincez la courgette et la carotte, coupez-en les extrémités et faites des spaghettis en utilisant un spiralizer ou à défaut une mandoline ou un éplucheur à légumes.

2 — Rincez les figues et coupez-les en deux ou en quartiers.

3 — Mélangez les ingrédients du pesto. S'il est trop dense, ajoutez un peu d'eau.

4 — Mélangez les courgettis et le pesto, ajoutez les figues et les noix de pécan. Si vous préférez, vous pouvez très bien préparer cette recette seulement avec des courgettes.

/ Les douceurs et les snacks

Manger, c'est aussi se faire plaisir ! Vous avez bien le droit de succomber à quelques gourmandises ou de répondre à une petite faim en cours de journée. Je vous présente quelques idées gourmandes… et saines !

CHEESE-CAKE DIVIN AUX FRUITS ROUGES

Divin. Pas d'autre commentaire. La beauté et la satisfaction incarnées dans un dessert cru et végane. Enjoy!

POUR ENVIRON 8 PERSONNES

LA BASE DU CAKE

125 g d'oléagineux nature (j'ai utilisé des amandes et des cerneaux de noix)

80 g d'abricots secs

5 grosses dattes medjool

1 pincée de sel

½ c. à c. de cardamome moulue

EN OPTION

½ c. à c. de cannelle moulue, ¼ c. à c. de gingembre moulu, ¼ c. à c. de vanille en poudre pure

GARNITURE

250 g de noix de cajou nature

95 g d'huile de noix de coco vierge

Jus de ½ citron

2 à 3 poignées (ou plus selon le goût) de fruits rouges frais ou décongelés

5 à 6 c. à s. de sirop d'érable

½ c. à c. de vanille en poudre

Quelques fruits rouges ou jolis fruits de saison pour la décoration

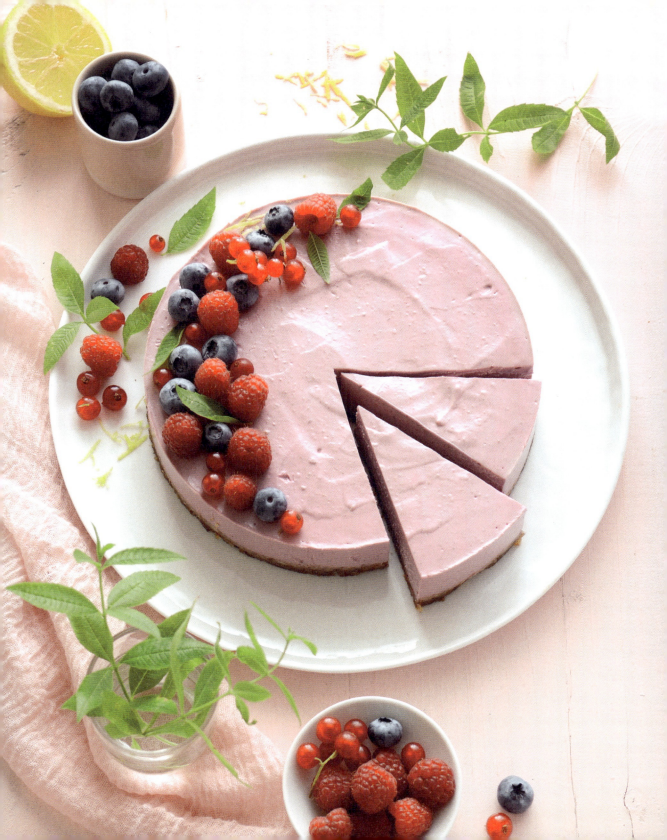

1 — Faites tremper les noix de cajou au moins 5 heures avant de commencer. Puis videz toute l'eau de trempage.

2 — Recouvrez l'intérieur d'un petit moule à cake de papier sulfurisé.

3 — Pour la base du cake : mixez les oléagineux, les abricots et les dattes avec le sel et les épices. Mélangez le tout jusqu'à ce que les noix soient finement divisées et que le mélange commence à se regrouper. Essayez de rouler une petite boule avec une petite quantité. Le mélange doit coller ensemble. Si ce n'est pas le cas, vous pouvez par exemple ajouter plus de dattes.

4 — Versez la pâte dans le moule et pressez fermement et uniformément sur le fond. Mettez le moule au réfrigérateur ou au congélateur.

5 — Pour le « fromage » : dans un robot puissant, ajoutez tous les ingrédients, à l'exception des framboises, et mélangez à grande vitesse pendant quelques minutes. Ajoutez ensuite les framboises et mélangez de nouveau jusqu'à ce que la pâte soit complètement lisse. Ajoutez éventuellement un peu plus de jus de citron et/ou de sirop d'érable si le mélange est trop dense ou si vous souhaitez davantage de douceur ou d'acidité.

6 — Versez ce mélange sur le fond du cake dans le moule de façon uniforme. Placez ensuite le gâteau au congélateur pendant quelques heures, pour que le gâteau se solidifie.

7 — Décorez le cake avant de le servir avec des fruits rouges frais ou décongelés.

> **GLOW TIP**
>
> **Relax, my friend… Pas de stress pour préparer ce gâteau le jour J. Vous pouvez conserver votre cheese-cake au congélateur pour une préparation en amont. Placez-le simplement au réfrigérateur quelques heures avant de servir, et sortez-le à l'air ambiant 30 minutes avant dégustation.**

CRUNCHY BANANA CAKE AU CHOCOLAT NOIR

Je fais ce banana cake depuis des années, en changeant chaque fois légèrement la recette, et il est juste à tomber. Quand je veux quelque chose de réconfortant qui reste healthy, c'est mon premier choix.

POUR 8 À 10 PARTS

4 grosses bananes bien mûres

1 grosse poignée d'amandes nature

1 grosse poignée de noisettes

3 c. à s. de graines de chia

150 g de farine de riz semi-complet (ou de châtaigne pour plus de douceur)

100 g de chocolat noir à 70 % de cacao minimum

2 c. à s. d'huile de coco (à faire fondre avant de l'ajouter)

EN OPTION

40 ml de sirop d'agave, d'érable ou de miel bio, 1 c. à s. de cannelle et/ou de cardamome

GARNITURE

1 petite banane et quelques noisettes et/ou quelques copeaux de chocolat noir

1 — Préchauffez le four à 150 °C.

2 — Mixez les oléagineux jusqu'à obtenir de tout petits morceaux. Vous pouvez aussi les hacher avec un bon couteau. Versez-les dans un grand bol.

3 — Hachez la tablette de chocolat en petits morceaux.

4 — Épluchez et écrasez les bananes à la fourchette. Ajoutez-les dans le bol avec le reste des ingrédients.

5 — Huilez un moule à cake avec de l'huile de coco. Ajoutez la pâte et placez le plat au milieu du four pendant 50 à 60 minutes. À mi-cuisson, vous pouvez ajouter la garniture.

ENERGY MATCHA BLISS BALLS

Qui ne rêve pas d'un snack sain qui se déguste sans culpabilité et qui se transporte facilement ? Je vous propose les bliss balls ! À décliner à l'infini en variant les oléagineux et les fruits secs, et à booster avec des superfoods *différents selon vos besoins et envies.*

POUR ENVIRON 12 BOULETTES

200 g de dattes medjool (7 dattes environ)

90 g d'amandes nature

90 g de noix de cajou nature

1 à 2 petites c. à c. de matcha en poudre bio

GARNITURE

50 g de pistaches nature

1 — Dénoyautez les dattes. Mixez tous les ingrédients, sauf les pistaches, jusqu'à obtenir une pâte qui colle bien.

2 — Formez des boulettes entre vos mains, puis roulez-les dans les pistaches, que vous aurez hachées finement.

3 — Réservez au frais pendant au moins 1 heure pour que les boulettes se densifient. Elles se gardent plusieurs jours si elles sont au frais et bien couvertes. Sinon, elles se conservent bien au congélateur !

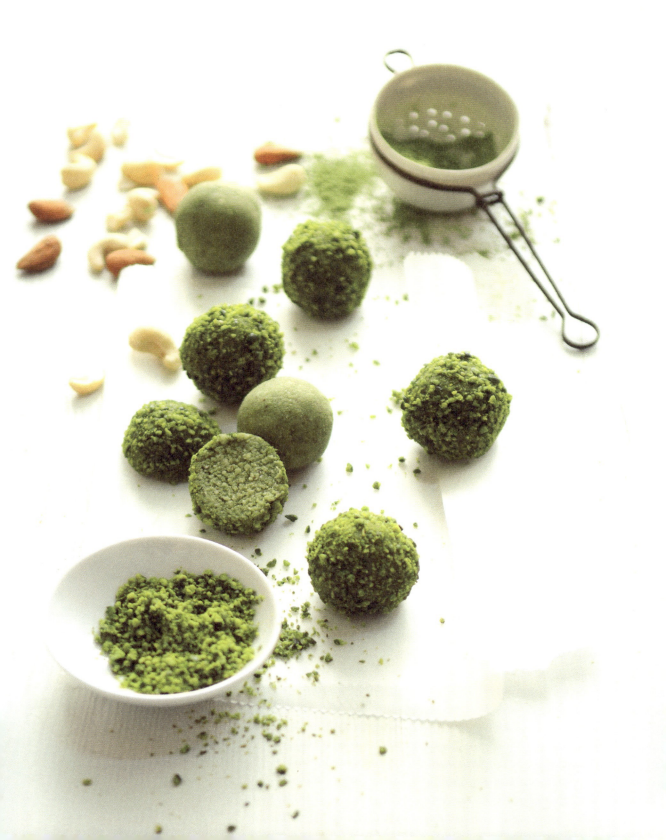

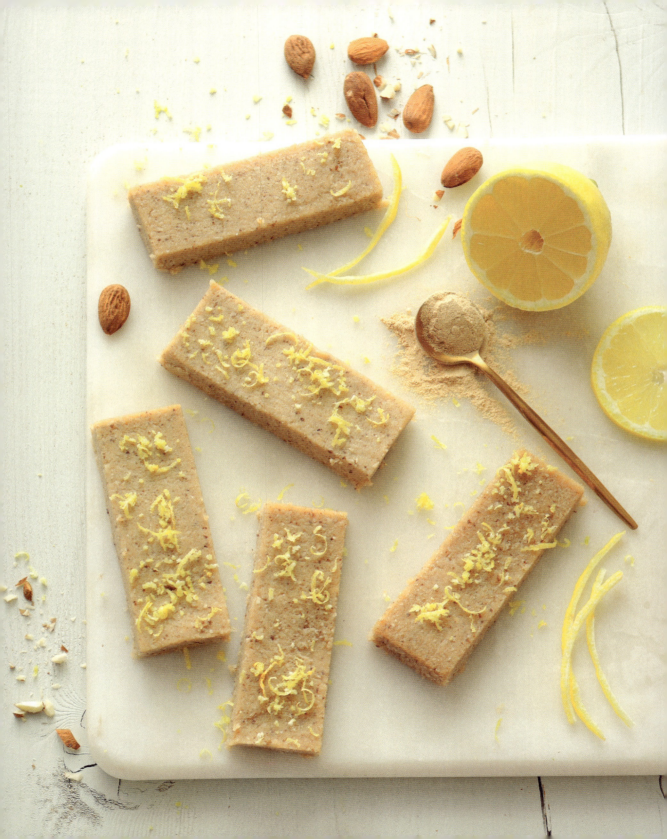

LEMON & MACA POWER BARS

C'est le super snack à emporter avec vous au bureau ou en déplacement, pour un en-cas sain et délicieux. Le citron apporte fraîcheur et vitamines, la maca tonifie l'organisme, harmonise l'équilibre hormonal et apporte une énergie durable. Mention pour le petit coup de boost aphrodisiaque en plus !

POUR ENVIRON 8 BARRES
200 g d'amandes nature
150 g de dattes medjool
3 à 4 c. à s. de jus de citron
50 g de noix de coco râpée
1 c. à s. de poudre de maca
1 pincée de sel

EN OPTION
zeste de 1 ou 2 citrons bio

1 — Trempez les amandes pendant environ 8 heures. Cette étape est facultative, mais préférable pour optimiser la digestion. Mixez-les ensuite, sans la peau si vous les avez fait tremper, jusqu'à obtenir de toutes petites miettes.

2 — Dénoyautez les dattes et ajoutez-les dans le bol du robot avec le reste des ingrédients. Mixez jusqu'à obtenir une pâte qui colle bien.

3 — Étalez cette pâte dans un moule carré recouvert de papier de cuisson. Laissez environ 1,5 cm d'épaisseur. Placez le moule au réfrigérateur (pendant au moins 2 heures) ou au congélateur (pendant 1 heure) pour laisser le carré se densifier.

4 — Râpez finement la peau des citrons, à saupoudrer sur la pâte en la sortant du réfrigérateur. Coupez la préparation en barres ou en carrés, et dégustez. Vous pouvez garder vos barres facilement 3 jours au frais ou plus au congélateur. Si vous les conservez au congélateur, pensez bien à les sortir 2 heures avant dégustation.

COLLAGEN COOL NICE CREAM

Ce dessert peut devenir votre petit déjeuner gourmand et vitaminé de l'été. C'est génial de se régaler et de s'embellir en même temps !

POUR 2 PERSONNES

1 tasse de myrtilles fraîches ou congelées

2 ou 3 bananes mûres congelées tranchées

2 c. à s. de crème de coco

1 c. à s. de poudre de collagène, ou de camu-camu, ou de baobab

EN OPTION

1 c. à s. de sirop d'érable bio

GARNITURE

pépites de chocolat noir bio, baies fraîches, graines de chanvre, granola bio, pistaches nature, copeaux de noix de coco, beurre d'amande nature...

1 — Mélangez le tout dans un blender puissant jusqu'à obtenir une consistance crémeuse. Ajoutez votre garniture préférée. Vous pouvez utiliser une cuillère à glace pour faire de jolies boules !

2 — Seconde option : versez le mélange dans des moules à glace, placez au congélateur 2 heures et vous avez de délicieuses glaces healthy sur bâtonnets.

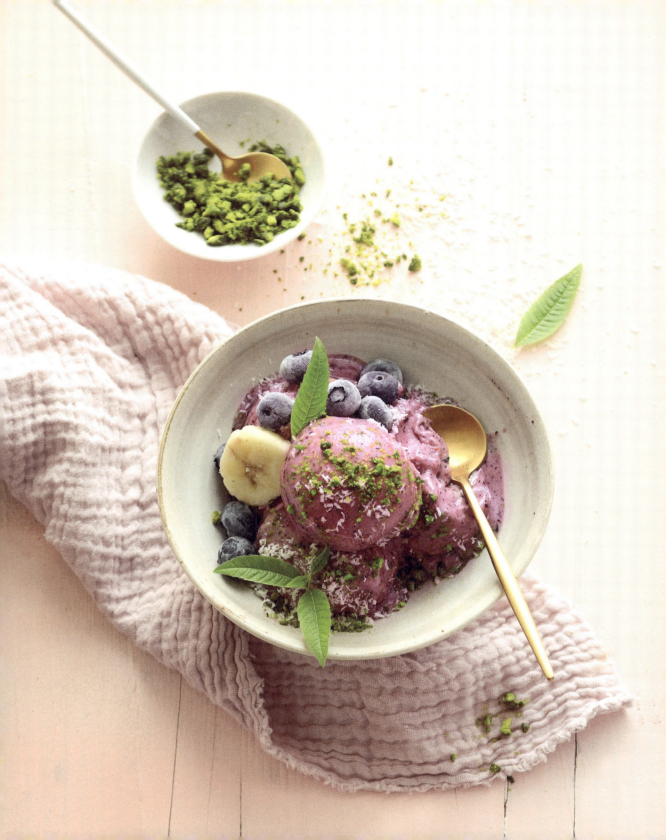

MÉLODY SZYMCZAK

Fondatrice du studio **Sparkle Inspire,** *coach et auteure de* **Comment devenir une cosmic girl.**

Peux-tu te présenter et partager avec nous les projets qui te font vibrer en ce moment ?

Je suis fondatrice d'un studio de storytelling qui révèle les talents et l'aura des femmes fabuleuses qui m'entourent ! En ce moment, je prépare un workshop très chouette sur l'art de trouver l'équilibre dans sa vie. Je coache face caméra dans les montagnes. Je prépare aussi l'écriture d'un nouveau livre.

L'intuition, la connexion à son soi profond, la méditation… Ce sont des sujets qui t'ont toujours intéressée ? Comment as-tu commencé à t'y pencher plus en profondeur ?

J'ai commencé par des sessions de méditation avec mon grand-père quand j'avais 8 ans, en pleine forêt. La connexion était très intuitive et simple. Vers 11 ans, j'ai découvert le pouvoir de l'écriture intuitive avec une sœur religieuse, devenue une amie, ce qui me permettait d'entrer en connexion avec ma créativité unique, mes rêves les plus doux.

Quels sont tes trois conseils incontournables pour développer son intuition et être plus en phase avec soi-même ?

— Ne pas nous laisser impressionner par le rythme actuel. Il n'est pas adapté à l'expression de notre flow le plus doux !
— Essayer de ressentir ce qui nous entoure en réveillant d'abord nos cinq sens. Ça peut passer par la réalisation d'une recette de cuisine ou de beauté en conscience, comme simplement par une balade en forêt ou une immersion dans le spa le plus proche.
— Nous souvenir à chaque instant que nous ne sommes pas seulement des machines à produire plein de projets (même s'ils sont cool). Notre âme est là pour autre chose !

Quel conseil donnerais-tu pour commencer à méditer et ensuite intégrer cette pratique de façon régulière dans sa vie ?

Commencer par un temps de respiration en conscience le soir, après un doux massage ou un bon bain, pendant 2 à 5 minutes. Et s'y consacrer chaque jour. Puis découvrir l'incroyable potentiel de l'âme grâce à des connexions plus fun par le biais de la musique. Je médite en musique chaque matin pendant 15 minutes, pour booster mon potentiel avec un petit exercice de visualisation. Après 3 à 4 respirations profondes et la relaxation de mon corps, je visualise ma journée ou ma semaine de la plus douce des façons. Cette visualisation en état alpha me permet de capter mon plus pur potentiel. Et renforcée par une musique qui le fait vibrer, j'en multiplie par dix les effets !

Qu'est-ce que le mot équilibre évoque pour toi, et comment fais-tu pour trouver ton équilibre au quotidien ?

C'est un fil très fin et pas très stable sur lequel je joue l'équilibriste. Parfois, je tombe et ce n'est pas grave. Cela me pousse à me poser une question chaque jour assez simple : est-ce que ce que je fais me fait du bien, me rapproche de ce qui fait vibrer mon âme ? Est-ce que c'est essentiel, pour le bien-être des gens que j'aime ? Si ce n'est pas le cas et si c'est possible, je zappe.

Quelle est ta vision de la beauté ?

Elle part de l'âme. Mes vibrations influencent mon aura, et ce que pense mon entourage de moi. Le flow et sa circulation partent d'abord de la bonne humeur que l'on dégage.
Et puis, c'est l'idée de prendre soin de soi, sans compliquer trop les choses mais en prenant conscience de ce que l'on fait : en étant présent à soi quand on prend son bain, quand on se fait un massage, etc.

Peux-tu partager avec nous ta routine beauté ?

Comme je le dis dans mon livre, nos émotions sont reliées à notre beauté. Le stress oxydatif à nos comportements. Pour lutter contre le stress oxydatif, on a plein d'aliments puissants. Mais l'ingrédient le plus puissant de tous se cache dans la production d'ocytocine, présente dans nos pensées, et notamment dans le sentiment de gratitude. Alors, pour lutter contre les rides, je travaille sur une méditation en conscience sous la douche, durant laquelle je visualise les bienfaits des ingrédients que je mets sur ma peau et qui s'activent au contact de mon aura et de l'eau !

Quel est ton top 3 de produits ou objets beauté dont tu ne te sépares jamais ?

Mon roll-on de Jade, mon huile de coco et l'avocat.

As-tu une alimentation spécifique pour augmenter ta « vibration cosmique » ?

Il s'agit de l'amour que je mets dans mes préparations ! Quand je coupe mes légumes, mes herbes, quand je fais la plus simple des soupes, j'infuse ma préparation de doux mantras. Et ça marche fabuleusement bien !

Quel est l'impact le plus puissant de ton parcours entrepreneurial jusqu'à présent ?

Avoir écrit un livre qui fait du bien aux âmes et recevoir chaque jour des messages fantastiques de gens qui se réveillent à leur gourou intérieur.

Une mauvaise habitude dont tu aimerais te débarrasser ?

La connexion aux réseaux sociaux, mais elle est nécessaire dans l'échange que j'ai avec mes lecteurs, alors je tente chaque jour de trouver un meilleur équilibre. J'ai tenté la télépathie, mais ce n'est pas encore ça !

Dis-nous quelque chose que nous ignorons de toi.

Je suis une grande fan du film Les Gardiens de la Galaxie et de tout ce qui est lié aux étoiles ! Et je parle à mes plantes.

Ton conseil ultime pour plus de glow ?

Nos pensées dessinent notre réalité… Il faut identifier nos pensées pour ne plus être domptés par elles !

Un mantra qui t'inspire ?

« Your job is to live the life that has been cosmically designed for you. » (Carl Gustav Jung). (Votre travail consiste à vivre la vie que les astres ont imaginée pour vous. »)

INTERVIEW

NATHALIE LEFÈVRE

Auteure, journaliste et productrice.

Peux-tu te présenter et partager avec nous les projets qui te font vibrer en ce moment ?

Je suis une trentenaire parisienne, amoureuse de la nature et passionnée de la vie. J'ai fait de l'amour mon sujet de prédilection, et je ne cesse d'étudier cette question depuis mon plus jeune âge. Les projets qui m'excitent en ce moment : l'écriture d'un nouveau livre et d'un spectacle.

Tu es une femme qui rayonne de confiance et d'amour ! Comment est-ce que tu as développé ces qualités en toi ?

Tout est expliqué dans mon premier livre C'est décidé, je m'épouse, aux éditions Larousse. J'ai très vite compris que pour plaire je n'avais pas que l'atout de mon physique, mais que j'avais des qualités et des talents. Je me suis mise en quête pour les découvrir.
Plus je me fais confiance et je m'aime, plus la vie m'offre un écrin incroyable pour réaliser mes rêves et me sentir épanouie.

Quels sont tes trois conseils incontournables pour se sentir plus aligné dans la vie, plus en phase avec soi ?

— S'accepter exactement tel que l'on est.
— Se challenger très régulièrement et se surprendre.
— S'offrir de l'amour, de l'attention et de l'écoute.

Par où commencer si l'on est quelqu'un qui n'a jamais eu confiance en soi, qui lutte avec son estime de soi ?

Il faut revisiter notre histoire et transformer nos croyances. Nous ne sommes pas victimes, et la première étape est d'en prendre conscience afin d'avoir un levier d'action pour changer les choses.

J'ajouterai que nous pouvons inventer notre mantra positif tel que « Je mérite le meilleur » et nous le répéter régulièrement afin d'en faire une vérité.

Le problème, ce n'est pas notre vie en tant que telle, c'est l'histoire que nous nous racontons sur nous-même et qui nous empêche d'évoluer.

Qu'est-ce que le mot équilibre évoque pour toi, et comment fais-tu pour trouver ton équilibre au quotidien ?

Il m'évoque un funambule sur une corde. D'ailleurs, je pratique la slackline depuis quelque temps et c'est exactement cette sensation d'instabilité permanente qu'on retrouve en marchant sur la corde.
Pour moi, l'équilibre se trouve dans l'instabilité. J'accepte mes excès et mes extrêmes, je les laisse côtoyer mes parts

plus raisonnées et régulières. J'accepte mes contradictions, et je peux vous assurer que ça change la vie.

Quelle est ta vision de la beauté ?

J'aime autant la beauté naturelle que la sophistication de certains moments. Mais je dois avouer que j'ai un amour fou pour les têtes au réveil. Je nous trouve beaux quand nous ouvrons les yeux, avec les cheveux en bataille et les traces d'oreiller. Je pense que, pour moi, la beauté est une question de présence, de charme !

Peux-tu partager avec nous ta routine beauté ?

Hydratation de ma peau matin et soir. En interne aussi : j'essaie de boire beaucoup, notamment un grand verre d'eau chaude le matin au réveil.

Quel est ton top 3 de produits ou objets beauté dont tu ne te sépares jamais ?

Mascara, poudre de soleil et parfum.

As-tu une alimentation spécifique pour te sentir au top de ta forme ?

Manger ce qui me fait plaisir et ce que mon corps réclame.

Quel est l'impact le plus puissant de ton parcours entrepreneurial jusqu'à présent ?

La sortie de mon livre m'a permis d'accroître ma visibilité et surtout de m'offrir enfin l'excuse pour parler tout le temps d'amour.

Une mauvaise habitude dont tu aimerais te débarrasser ?

Aucune, je suis en phase avec mes bonnes et mes « mauvaises » habitudes. Et le jour où je le vis moins bien, je transforme.

Dis-nous quelque chose que nous ignorons de toi.

Je suis franco-iranienne et mon troisième prénom est Noor (ça veut dire « lumière »). C'est d'ailleurs le nom de ma société.

Ton conseil ultime pour plus de glow ?

Brillez de l'intérieur, et kiffez-vous !

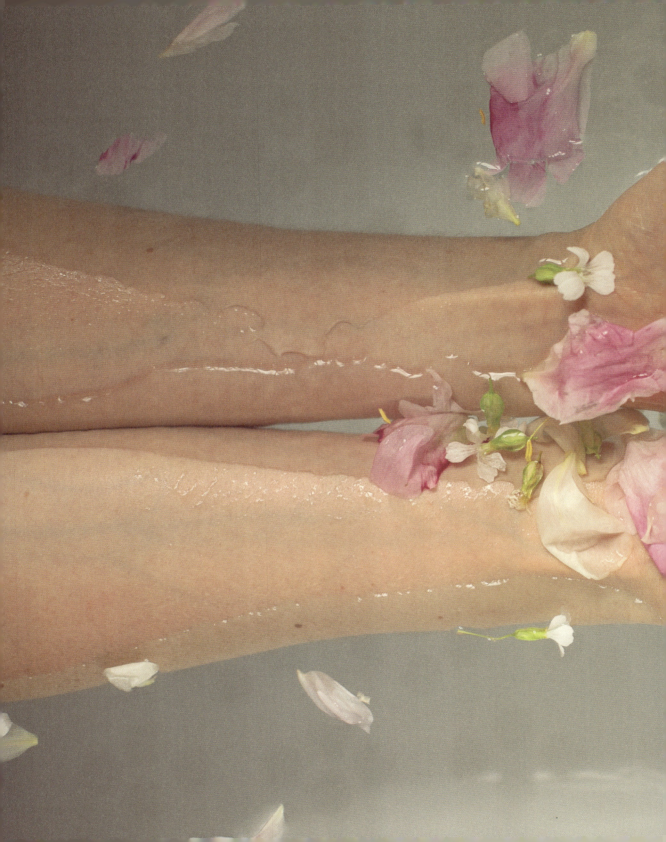

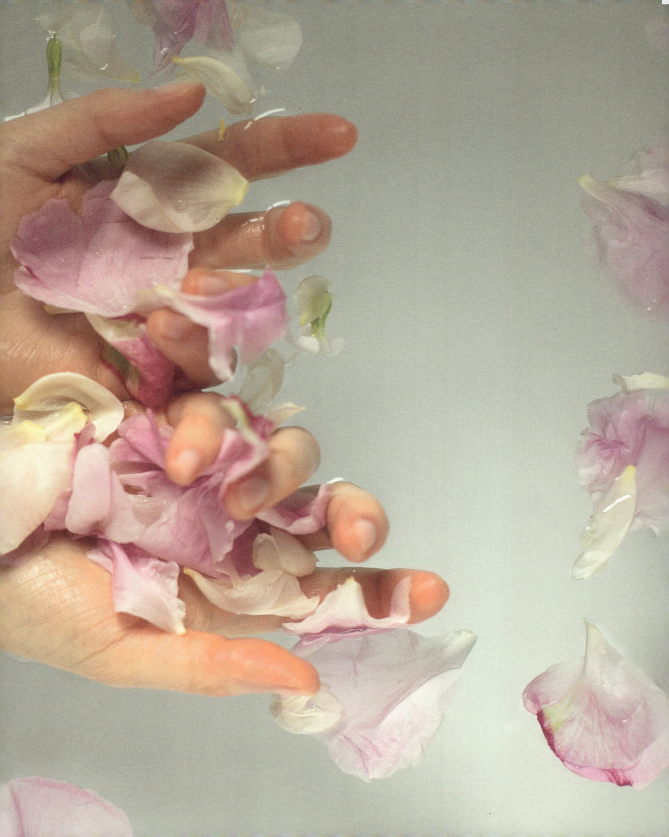

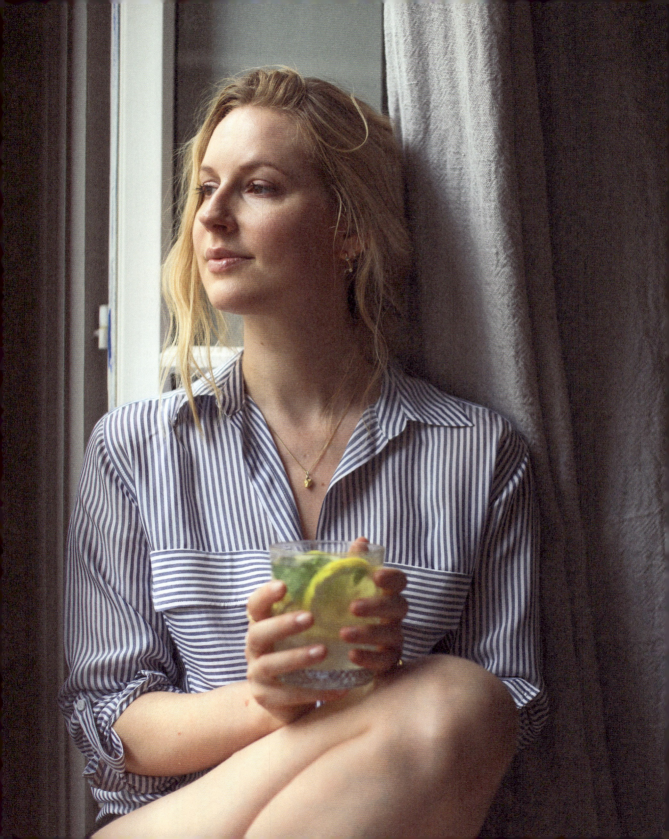

**Ce livre a été imaginé pour vous inspirer.
Pour vous inspirer dans votre cheminement unique.**

Vous êtes unique. Vos pratiques le seront aussi. J'espère avant toute chose que vous commencerez à expérimenter les gestes et les pratiques, intérieurs et extérieurs, pour les adapter à vos besoins et à vos envies. Tout comme vous, je chemine, je cherche, j'expérimente et je m'inspire, pour grandir et évoluer. Rien n'est figé, tout bouge : vos besoins et votre équilibre aussi.
J'espère également que vous mettrez en pratique ces gestes avec bienveillance, que vous resterez indulgent et patient avec vous-même. La nature est patiente et elle est intelligente. Inspirons-nous davantage de cette force omniprésente, pourtant si subtile, parfois, que nous avons tendance à l'oublier dans le tumulte de la vie moderne urbaine. Inspirons-nous de la nature jour après jour pour trouver notre équilibre à nous. Restons inspirés tout court : inspirés par la vie, et par la beauté de la vie. Nous inspirer, c'est donner une bouffée d'oxygène frais à l'âme, c'est renouveler notre énergie vitale et créer un glow qui s'étend bien au-delà de notre teint de lumière.
Inspirons-nous de la beauté éphémère et de la beauté éternelle. Toutes deux résident en nous et coexistent autour de nous. Ne pas rejeter l'une ni résister à l'autre, car la beauté, ce vaste concept auquel nous serons toujours confrontés, sera là à jamais pour nous insuffler la vie et nous élever.
Love

Claire

REMERCIEMENTS

Un chaleureux merci :

À la super équipe créative du livre :

Chez Marabout : Olivia Maschio Esposito, Anne-Claire Letki, Lauriane Breuiller pour votre confiance et votre collaboration joyeuse et enrichissante.

Fanny Cortade, pour tes photos qui ont sublimé le livre.

Coline Person, pour tes dessins minimalistes et chics qui illustrent nos précieuses pratiques glow.

Mathilde Lacombe, pour ta confiance et tes beaux mots pour introduire le livre. Heureuse de partager de lumineux projets avec toi.

Aux glow girls pour votre participation inspirante :

Claire Nouy

Elena Brower

Juliette Lévy-Cohen

Lili Barbery-Coulon

Mathilde Lacombe

Mélody Szymczak

Nathalie Lefèvre

Sophie Trem

Aux expertes de beauté ayant partagé leurs compétences pointues :

Céline Aharoni

Delphine Langlois

Melanie Grant

Tata Harper

Aux belles marques ayant participé pour le shooting photo :

Ernest Leoty

Jeanne Voilier

Maison Margaret

Simplement Lingerie

Venus & Gaia

White Bird

Yasmine Eslami

Et un grand merci affectueux...

... à mes amis et ma famille de me soutenir et de m'avoir soutenue pendant la délivrance de ce livre, merci infiniment de toujours m'encourager pendant les bons et mauvais moments, de venir déguster mes recettes et de me donner vos avis francs, et de m'inspirer jour après jour avec votre glow... Vous êtes et resterez l'essentiel. Et Papa, collectionneur incurable de beaux livres, avec l'aspiration de l'éclat de vie chaque jour... merci, merci à toi. À mes côtés sur terre ou pas, tu m'amèneras toujours vers le lumineux.

Imprimé en Espagne par Graficas Estella
Pour le compte des éditions Marabout (Hachette Livre)
58, rue Jean Bleuzen, 92178 Vanves Cedex

Dépôt légal : novembre 2019
ISBN : 978-2-501-14429-2
7481953/01

MARABOUT
s'engage pour l'environnement
en réduisant l'empreinte carbone
de ses livres.
Celle de cet exemplaire est de :
2,7 kg éq. CO_2
Rendez-vous sur
www.marabout-durable.fr

PAPIER À BASE DE
FIBRES CERTIFIÉES